U品生活
U product life

吃对食物，
轻松调理糖尿病

柴瑞震◎ 主编

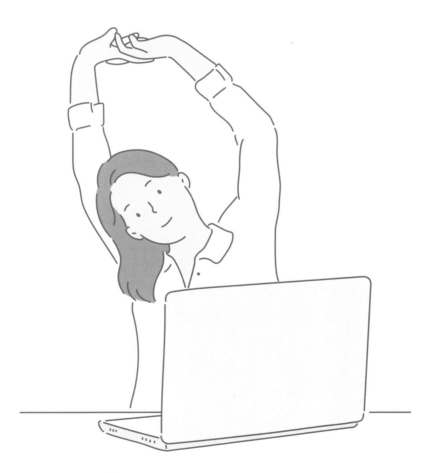

黑龙江科学技术出版社
HEILONGJIANG SCIENCE AND TECHNOLOGY PRESS

图书在版编目（ＣＩＰ）数据

吃对食物，轻松调理糖尿病 / 柴瑞震主编 . —— 哈尔
滨：黑龙江科学技术出版社，2020.12
ISBN 978-7-5719-0320-6

Ⅰ.①吃… Ⅱ.①柴… Ⅲ.①糖尿病 – 食物疗法
Ⅳ.① R247.1

中国版本图书馆 CIP 数据核字 (2019) 第 269302 号

吃对食物，轻松调理糖尿病
CHI DUI SHIWU,
QINGSONG TIAOLI TANGNIAOBING

主　　编	柴瑞震	
策划编辑	深圳·弘艺文化 HONGYI CULTURE	
封面设计		
责任编辑	马远洋	
出　　版	黑龙江科学技术出版社	
地　　址	哈尔滨市南岗区公安街 70-2 号	
邮　　编	150007	
电　　话	（0451）53642106	
传　　真	（0451）53642143	
网　　址	www.lkcbs.cn	
发　　行	全国新华书店	
印　　刷	雅迪云印（天津）科技有限公司	
开　　本	710mm×1000mm　1/16	
印　　张	13	
字　　数	200 千字	
版　　次	2020 年 12 月第 1 版	
印　　次	2020 年 12 月第 1 次印刷	
书　　号	ISBN 978-7-5719-0320-6	
定　　价	39.80 元	

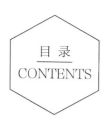

目 录
CONTENTS

PART 01 糖尿病患者必须知道的基础知识

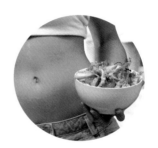

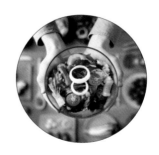

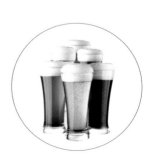

PART 02 吃对食物，控糖、降糖其实很简单

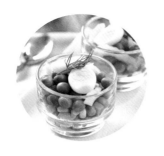
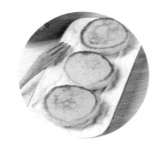
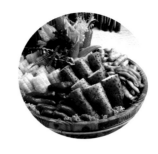

PART 03 糖尿病患者这样吃，有效防控并发症

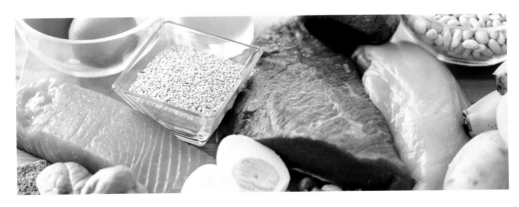

PART 04 糖尿病特殊人群的饮食调理方案

PART 05 糖尿病患者的四季养生攻略

PART 06 走出糖尿病认识误区

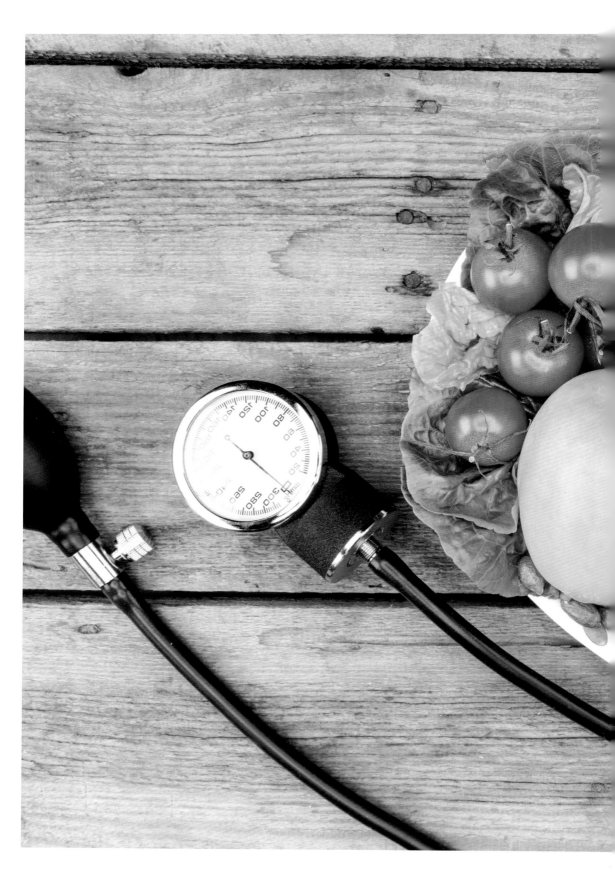

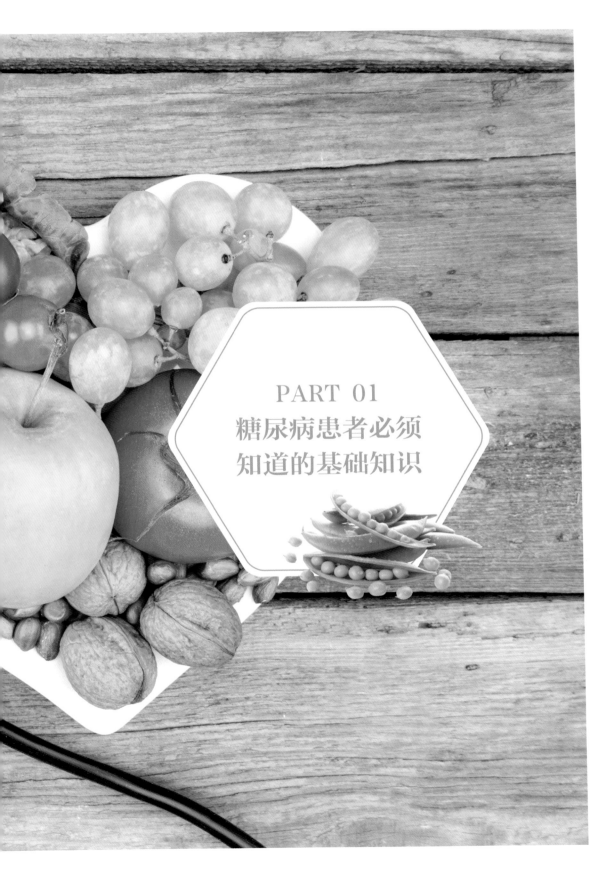

PART 01
糖尿病患者必须
知道的基础知识

一、中医 & 西医，全面认识糖尿病

我国是糖尿病大国，根据2017年国际糖尿病联盟（IDF）发布的数据显示，我国目前有糖尿病患者1.14亿人，居世界首位。

1.什么是糖尿病

从传统中医的角度来讲，糖尿病是"消渴病"的一种。消渴即"三多一少"，吃得多、喝得多、尿得多，但是身体越来越消瘦、体重不断下降，这也正是我们熟知的糖尿病的典型症状。消渴病的中医分型有很多种，比如最常见的阴阳两虚、气阴两虚等。中医认为，消渴病的初期往往有内热，时间长了瘀血越来越明显，所以对于消渴病的治疗，一定要早发现、早治疗效果才会好，而后期的治疗难度很大。

随着现代医学对糖尿病的研究逐渐深入，我们发现，糖尿病本质上是胰岛素分泌缺陷和/或胰岛素作用缺陷而引发的糖、蛋白质、脂肪、水和电解质等一系列代谢紊乱综合征。而糖尿病患者如果血糖长期控制不佳，可导致器官组织损伤，成为"万病之源"，并伴发各种器官疾病，尤其是眼、心、血管、肾、神经系统等的功能不全或衰竭，严重时可致患者残疾或者死亡。

根据发病机制不同，糖尿病可以分为1型糖尿病、2型糖尿病、妊娠糖尿病和其他类型糖尿病。

糖尿病主要分类	
类型	发病机制
1型糖尿病 胰岛素依赖型	1型糖尿病是一种自体免疫疾病，由于胰岛 β 细胞被破坏，导致胰岛素分泌绝对缺乏，患者需要终身注射外源性胰岛素以控制血糖。1型糖尿病患者占糖尿病患者总数的10%以下
2型糖尿病 非胰岛素依赖型	其致病机制为胰岛素抵抗与胰岛素分泌不足合并存在，部分患者以胰岛素抵抗为主，部分患者以胰岛素分泌不足为主，表现为胰岛素相对缺乏。2型糖尿病患者占糖尿病患者总数的90%左右

妊娠糖尿病	2%~3%的妇女会在妊娠期间患上糖尿病，有将近30%患妊娠糖尿病的妇女以后可能发展成为2型糖尿病
其他类型糖尿病	胰腺疾病或内分泌疾病、药物或遗传疾病引起的糖尿病

2.被忽视的"糖尿病前期"

所谓"糖尿病前期"是指介于正常血糖和糖尿病血糖之间的一个阶段，这个阶段已经存在糖调节受损，包括"空腹血糖受损"（IFG）和"糖耐量减低"（IGT）两种情况，具体是指，空腹血糖在6.1~7.0毫摩尔/升，和/或口服葡萄糖耐量试验2小时后血糖在7.8~11.1毫摩尔/升之间。而实际上"糖耐量减低"这种情况更为常见。

"糖尿病前期"是糖尿病的危险时期，每年有1.5%~10.0%的糖耐量减低患者进展为2型糖尿病，是名副其实的"糖尿病后备军"。许多糖尿病的并发症，如大血管病变，其实在糖尿病前期就开始发生了。

许多人在糖尿病前期就要注意一下，通过有效预防就能避开糖尿病，所以对于以下几类糖尿病高危人群，定期检测血糖，在"糖尿病前期"及时控制饮食，对于预防和控制糖尿病的发生和发展有重要意义。

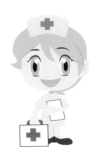

· 年龄在45岁以上者；
· 家族中有糖尿病患者，尤其一级亲属（父亲、母亲等）中有患糖尿病的；
· 体重超出标准体重20%的过度肥胖，尤其是腹部脂肪堆积特别明显的向心性肥胖人群；
· 高血压患者（≥140/90毫米汞柱）；
· 高脂血症患者，高密度脂蛋白（HDL）≤0.9毫摩尔/升，三酰甘油（TG）≥2.8毫摩尔/升；
· 有妊娠糖尿病病史，或分娩过巨大儿（出生体重＞4千克）者；
· 长期嗜好吸烟、饮酒者；
· 工作需要久坐、缺少体育活动者。

3.如何判断自己是否患了糖尿病

如果患者存在典型的"三多一少"症状，即多饮、多食、多尿、体重下降，并且有血糖异常，空腹血糖≥7.0毫摩尔/升和/或餐后2小时血糖≥11.1毫摩尔/升，即可诊断为糖尿病。但轻度糖尿病患者往往并没有明显症状，则需要两次以上静脉抽血检查出血糖异常才能确诊为2型糖尿病。尤其是餐后血糖，它对糖尿病的早期诊断意义更大。但要注意的是，尿糖检查仅作为糖尿病的诊断线索，不能根据尿糖阳性或阴性来确诊或排除糖尿病。

条件	空腹血糖 （毫摩尔/升）	餐后2小时血糖 （毫摩尔/升）	糖化血红蛋白 （%）
正常	<6.1	<7.8	<6.0
糖尿病前期	6.1~7.0	7.8~11.0	6.0~6.4
糖尿病	≥7.1	≥11.1	≥6.5

4.为什么糖尿病必须早发现、早控制

健康人在饮食后，随着血糖的升高，胰岛素的分泌量会增多，使血糖下降并维持在正常范围。而糖尿病患者由于胰岛功能减退，胰岛素分泌绝对或相对不足，或者是胰岛素受体不敏感，饮食后体内的胰岛素不足以维持正常的降血糖效果。

如果患者没有控制饮食、合理用药，甚至过度饮食，就会使血糖升得过高，进一步损伤本来就分泌不足的胰岛组织，使胰岛功能更差，胰岛素分泌更少，导致病情不断恶化。

因此早期发现糖尿病，掌握正确的饮食方法，并根据病情进行各种治疗，是控制糖尿病病情发展，维持生活质量的基础。尤其要强调的是，不论是哪种类型的糖尿病，不论病情轻重或有无并发症，不论是否用胰岛素或口服降糖药治疗，都应该长期坚持饮食控制。

对体重超标的2型糖尿病（非胰岛素依赖）患者或老年患者，可以把控制饮食作为主要的治疗方法，适当地配合口服降糖药，就能达到有效控制病情的目的；而对1型糖尿病（胰岛素依赖型）及2型糖尿病的重症病例，应在胰岛素等药物治疗的基础上，严格控制饮食，才能有效稳定血糖，控制病情恶化和并发症的发生、发展。

5.糖尿病不可怕，真正要命的是"并发症"

糖是人体能量供应的主要物质，是为大脑、心脏等重要脏器提供热能的主要来源。只有人体的血糖水平保持在一定范围之内，才能保证各脏器功能正常运行，一旦糖代谢发生紊乱，就会造成机体三大物质代谢紊乱，甚至危及生命。

我国目前有糖尿病患者1.14亿人，居世界首位，但与庞大的糖尿病人群形成鲜明对比的是，我国糖尿病治疗现状堪忧：知晓率低，治疗率低，治疗达标率低，并发症却高。2型糖尿病的医疗费用中，并发症花费占总费用的八成以上，我国糖尿病心血管并发症和肾脏并发症防治形势都非常严峻。因此，国内外指南均明确指出：降糖的同时，应关注心血管高风险因素和并发症的综合管理。

（1）低血糖

很多人只知道高血糖的危害，却根本没有意识到，低血糖比高血糖更加危险。血糖是人体能量来源，每一个细胞、器官都离不开它。而人体耗能最大的器官——大脑，本身却不会储存能量，只能由血液源源不断地输送。所以一旦出现低血糖，首先受影响的重要器官就是大脑，一般发生低血糖后人体会出现精神萎靡、头晕、幻觉、烦躁、行为异常等症状，甚至是狂躁或者昏迷。其实低血糖不仅会导致大脑受到牵连，人体的所有重要器官比如肾脏、肝脏、心脏、肺脏等都会受到影响。因此对于糖尿病患者来说，定期监测血糖和正规用药一样重要。低血糖同高血糖一样有着致命性危害，患者一旦发生低血糖昏迷，家人要第一时间将其送到医院，以免大脑及肝、肾等多脏器缺乏能量时间过长，受到严重损伤甚至危及生命。

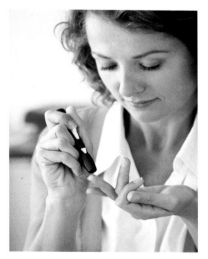

（2）脂肪代谢紊乱

血糖浓度高到超过肾糖阈时，部分葡萄糖不能被肾小管吸收，会通过尿液的排出而流失，机体就开始动用脂肪供给热量。但由于机体胰岛素的缺乏或对胰岛素不敏感，又引起了脂肪代谢紊乱，脂肪组织大量分解，随之产生的酮体在体内脂肪分解后堆积，可使血酮体升高，造成酮血症，甚至造成酮症酸中毒及昏迷。

（3）免疫力下降，易患感染性疾病

人体抵抗疾病的抗体是由蛋白质合成的。糖代谢紊乱时，肌肉和肝脏的蛋白质合成减少，分解增加，呈负氮平衡状态，所以抗体形成减少，抵抗力下降。糖尿病患者容易患结核病、皮肤坏疽、毛囊炎、泌尿系统感染及真菌性阴道炎等。

（4）电解质紊乱

糖尿病患者存在的长期高血糖状态可增加渗透压，使大量水、钠、钾、镁等电解质从尿中排出，引起患者体内水及电解质代谢紊乱。当血糖过高时，还可引起高渗性昏迷、酮症酸中毒昏迷、乳酸性酸中毒昏迷等，如果不及时抢救常常会导致死亡。

（5）血管、神经并发症

糖尿病患者慢性高血糖还可导致毛细血管基底膜糖蛋白合成增加，基底膜增厚，血管内皮细胞增生，周围细胞蜕变，管壁薄弱、通透性增强，加上脱水、血液黏性增加和血流缓慢等，可引起糖尿病视网膜病变、糖尿病肾病、糖尿病神经病变和糖尿病性心脏病等并发症，还可能引发冠心病、动脉粥样硬化、下肢动脉硬化及脑血管病变等。

6.如何看懂糖尿病相关检查的化验单

因为与医生沟通不充分，更看不懂病历、化验单，很多糖尿病患者对自己的病情了解非常不足，仅仅知道听医嘱吃药。那么在这里就简单讲一下，糖尿病相关的各项检查的意义，以及如何解读检查结果。

（1）尿糖

正常情况下，尿液中只含有微量的葡萄糖，尿糖检查呈阴性。当血糖增高到一定程度（≥8.96毫摩尔/升）时，肾脏的肾小管就不能将尿液中的葡萄糖全部吸收，尿糖就会增高呈阳性，化验单上用"+"号表示。

一般情况下，尿糖可以反映出血糖的情况。但尿糖还受许多其他因素的影响，有时血糖与尿糖并不完全一致，例如，当患者有肾脏疾病时，由于肾糖阈增高，患者尽管血糖很高，尿糖却往往呈阴性；再如，妊娠期妇女肾糖阈往往减低，尽管血糖不高，尿糖也可呈阳性。因此，尿糖结果仅供参考，而不能作为糖尿病的诊断依据。

（2）血糖

临床上所说的血糖是指血液中的葡萄糖含量，单位为毫摩尔/升。

空腹血糖（FPG）是指隔夜空腹（8~10小时内除饮水外未进任何食物）于早餐前抽

静脉血所测的血糖，它间接反映基础胰岛素的分泌功能；餐后2小时血糖，即吃第一口饭开始计时到2小时抽血所测的血糖，则可间接反映胰岛β细胞的储备功能。

空腹血糖 ≥7.0毫摩尔/升和/或餐后2小时血糖≥11.1毫摩尔/升即可诊断为糖尿病；空腹血糖在6.1~7.0毫摩尔/升为空腹血糖受损（IFG），餐后2小时血糖在7.8~11.1毫摩尔/升为糖耐量受损（IGT）。空腹血糖受损和糖耐量受损统称为糖尿病前期。

而对于糖尿病患者来说，理想情况下血糖应控制在：空腹血糖＜6.1毫摩尔/升，餐后2小时血糖＜8.0毫摩尔/升。

（3）葡萄糖耐量试验（OGTT）

健康人在一次食入大量葡萄糖后，血糖浓度仅为暂时性轻度升高，2小时后可恢复到正常水平，此谓人体的耐糖现象。给受试者测定空腹血糖后，口服75克葡萄糖，之后分别在半小时、1小时、2小时及3小时采血测血糖，并画出相应的血糖—时间曲线，即为口服葡萄糖耐糖量试验。

正常值：空腹血糖3.9~6.1毫摩尔/升，血糖在口服葡萄糖0.5~1.0小时达高峰，峰值＜8.89毫摩尔/升，餐后2小时血糖＜7.8毫摩尔/升，3小时后血糖恢复正常。

葡萄糖耐量试验对糖尿病具有很大的诊断价值。对空腹血糖正常或可疑升高及餐后2小时血糖可疑升高等疑有糖尿病者，均须依赖葡萄糖耐量试验才能做出最后诊断。但葡萄糖耐量试验不能用于评估糖尿病控制情况。

（4）糖化血红蛋白、糖化血清蛋白

血糖水平受饮食、运动量、情绪、药物的影响而经常波动，因此，化验一次血糖只能反映采血那一刻的血糖水平，不能反映采血前一段时间内的平均血糖水平。

糖化血红蛋白可以反映采血前6~8周的平均血糖水平，其正常值为4%～6%。我国的糖尿病相关指南要求，糖尿病患者应将糖化血红蛋白控制在6.5%以下。

糖化血清蛋白反映的是此前2~3周的平均血糖水平，其正常值为1.5～2.4毫摩尔/升。

目前在我国，糖化血红蛋白不用于糖尿病的诊断，也不能用糖化血红蛋白和糖化血清蛋白化验结果来指导每日降糖药物的用量。那为什么要检查糖化血红蛋白呢？

因为糖化血红蛋白能够反映过去6~8周的血糖水平，因此对于血糖波动较大的糖尿病患者，尤其是近期多次血糖控制不理想的患者，或者是需要更改治疗方案的患者，糖化血红蛋白的检查显得尤其重要，能够帮助我们了解其平均血糖水平。检查糖化血红蛋白，可以帮助评估治疗和控制血糖水平的有效程度，同时糖化血红蛋白浓度越高，提示糖尿病并发症的风险越大。

（5）胰岛功能测定试验

主要用于了解胰岛 β 细胞的功能状态，协助判断糖尿病类型并确定治疗方案。通常包括：

① 胰岛素释放试验：

口服75克葡萄糖，测定餐前及餐后血液胰岛素水平。

空腹正常胰岛素值为5~25单位/毫升，服糖后1小时上升为空腹的5~10倍，3小时后恢复至空腹水平。

1型糖尿病患者胰岛素分泌严重缺乏，餐后胰岛素分泌也无明显增加，胰岛素释放曲线呈无反应型或低平曲线。

2型糖尿病早期，空腹及餐后胰岛素水平可正常甚至略高，但胰岛素分泌高峰往往延迟至2~3小时后出现；2型糖尿病晚期，由于患者胰岛 β 细胞功能趋于衰竭，其胰岛素分泌曲线可与1型糖尿病相似。

在指导用药方面，如果胰岛素分泌量不低，说明主要问题是胰岛素抵抗，治疗上应控制饮食、加强锻炼、减肥，选择改善胰岛素抵抗的药物（如双胍类或噻唑烷二酮类药物等）；如果胰岛素分泌严重缺乏，则应及时加用胰岛素治疗。

② C肽释放试验：

C肽是胰岛素原最后生成胰岛素时的等分子离解产物，因此，测定C肽可以间接反映自身胰岛素的分泌情况。

健康人空腹血清C肽值为0.8~4.0微克/升，餐后1~2小时增加4~5倍，3小时后基本恢复到空腹水平。本试验的意义与胰岛素释放试验相同。血清C肽测定可以排除外源性胰岛素的干扰，能更准确地反映患者自身胰岛 β 细胞的分泌功能。

（6）尿微量白蛋白

糖尿病患者常易并发肾脏损害，如不及时发现和治疗，会逐渐发展为尿毒症。早期糖尿病肾病，尿常规检查尿蛋白常为阴性，易被忽略，待尿常规中出现尿蛋白时，肾脏病变往往已不是早期。

尿微量白蛋白测定是反映早期肾损害的敏感指标，尿微量白蛋白超过30毫克/24小时，或20微克/分钟，则提示有早期肾损害。此时如能严格地控制血糖、血压并配合其他治疗，肾功能多半可以恢复正常。

（7）血、尿酮体

重症糖尿病患者由于胰岛素严重缺乏及糖利用障碍，可造成脂肪分解，产生大量酮体并在血中堆积，引起糖尿病酮症酸中毒，如不能及时发现和救治，可危及患者生命。

尿酮体检查是筛查试验，结果阳性也可能是由于不能进食或呕吐造成的；结果阴性也不能完全排除酮症，故准确性较差。可靠的试验是测定血中的β-羟丁酸含量，超过0.5毫摩尔/升，就提示有糖尿病酮症。

（8）糖尿病相关抗体

其包括谷氨酸脱羧酶抗体（GADA）、胰岛细胞抗体（ICA）等，主要用于糖尿病的分型。健康人及2型糖尿病患者这三种抗体均呈阴性。1型糖尿病多呈阳性，其中，谷氨酸脱羧酶抗体诊断价值最高，其阳性率高达90%且可持续多年。

（9）血脂

糖尿病是一种代谢紊乱综合征，除血糖高以外，往往还同时伴有血脂代谢异常等，共同构成了糖尿病慢性并发症的高危因素。

糖尿病患者的血脂控制应比一般人更加严格，我国糖尿病学会要求，糖尿病患者血脂应控制在：总胆固醇＜4.5毫摩尔/升，三酰甘油＜1.5毫摩尔/升，高密度脂蛋白胆固醇＞1.1毫摩尔/升，低密度脂蛋白胆固醇＜2.6毫摩尔/升。

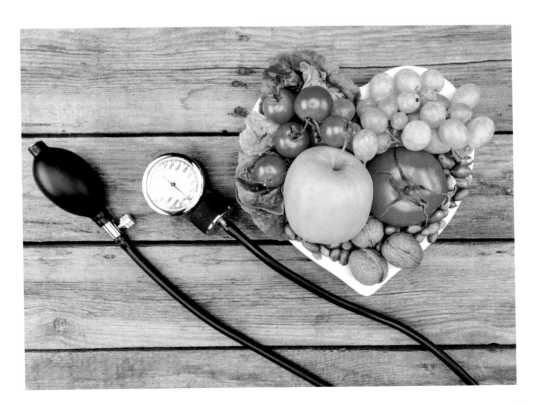

二、控糖≠饿肚子，糖尿病患者必知的饮食要点

对于糖尿病患者而言，正确合理的饮食疗法可使血糖控制在理想范围，使患者减少血糖波动，因此糖尿病患者在饮食方面应适当控制，避免过度饮食。饮食治疗是糖尿病的基础疗法，是一切治疗方法的前提，适用于各型糖尿病病人。轻型病例以食疗为主即可收到好的效果，中、重型病人，也必须在饮食疗法的基础上，合理应用体疗和药物疗法。

但要强调的是，控制饮食绝对不等于饿肚子，过于严格地控制热量、限制食物种类，反而会增加患者的心理压力，不利于长期坚持。因此我们追求的应该是，通过选择合理的食材、烹调方法和搭配，让糖尿病患者也能吃饱、吃好，同时把血糖控制在理想范围内。

1.三餐规律，早餐吃好，中餐吃饱，晚餐吃少

糖尿病患者一日三餐的饮食量是有一定比例限制的，除了老人或自行在家疗养的人以外，一日三餐的饮食量应以早餐、午餐、晚餐各1/3为宜，或以早餐1/5、午餐2/5、晚餐2/5的比例搭配。建议糖尿病患者要遵循"三餐规律，早餐吃好，午餐吃饱，晚餐吃少"的原则。

早餐吃好，是指早晨应摄入充足的营养。因为前一天吃完晚饭到第二天早晨这段时间很长，体内所储备的能量已消耗殆尽，所以早餐要进食营养充足的食物。如可吃一个鸡蛋、半个馒头、喝一杯牛奶，再加点凉拌菜。鸡蛋能补充蛋白质，牛奶能补充部分蛋白质和一些矿物质，馒头能补充糖类，蔬菜能补充维生素，这些虽然简单，却营养丰富，而且搭配合理。

午餐吃饱，指的是中午的食量可以稍大，营养可以更丰富一些。因为上午要从事繁重的工作，下午仍然要从事工作，所以午餐的量可以稍大，营养可丰富一些，一些肉类食物宜在中午食用。对于糖尿病患者而言，所谓饱是指七八分饱，不可过饱。若要减肥，午餐的饮食量可以和早餐差不多，或稍微减少一些。

晚餐吃少，是指晚上可以少吃一些，且要清淡，不宜大量食用肉类等脂肪含量过高的食物，因为通常状况下，晚上人们不怎么活动，参加运动的量很少，强度也很小，所

以必须谨慎控制晚餐的饮食量，这样利于控制体重。

2.少食多餐

糖尿病患者常以餐后血糖升高为主要表现，若通过增加药物控制餐后血糖，反而容易引起低血糖。因此定时定量，少食多餐，既能避免饥饿感，又能显著降低血糖的波动，减少降糖药物的用量，对糖尿病患者尤其老年糖尿病患者是非常适用的原则。

糖尿病患者一天应不少于三餐，三次正餐之间加餐2或3次，将每天固定的总热量合理分配到正餐和加餐当中。若血糖控制稳定，还可以在两餐间进食少量水果，但水果的量不应太多。

3.粗细搭配，荤素搭配

粗细粮搭配很重要，一般情况下一天宜吃一顿粗粮、两顿细粮。粗粮和细粮给人体提供的能量是不完全一样的，单纯只吃粗粮或只吃细粮都不合适。宜选用易于消化吸收的粗粮，如玉米面、小米面、全麦粉等，不宜大量食用难以消化吸收的粗粮。细粮可选用白面、大米。但主食总量应适当控制，控制在250～400克即可，具体视患者的身体状况和体力劳动强度而定。

肉蛋奶宜适量，每天食用100～150克肉类即可，以鱼肉为优先，其次可选用鸡肉、鸭肉、牛肉、羊肉，同时每天可饮用鲜奶250毫升。此外，糖尿病患者应适当增加蔬菜的摄入量，蔬菜富含纤维素和维生素，每餐都应食用。但对于糖尿病患者来说，食材的烹饪方法应当讲究一些，一般主张用清蒸、清炖、清炒的烹饪方法，少用煎、烤、油炸的方法，以减少脂肪的摄入。

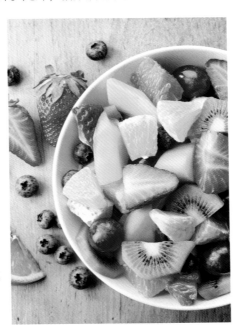

4.糖尿病患者可以适当吃水果

水果一般应作为加餐食品，也就是在两次正餐中间或睡前一小时吃，这样就避免了一次性摄入过多的糖类而使胰腺负担过重，一般不提倡在餐前或餐后立即吃水果，这样会令血糖急速上升。在饥饿时或者体力劳动后，可将吃水果作为补充能量和营养素的方法之一。

三、学会"食物交换份法"，得了糖尿病也能吃饱、吃好

对糖尿病患者来说，控制饮食是关键，而控制饮食的关键，是设计好每日的健康饮食。糖尿病患者想让自己的饮食丰富多彩，首要前提是了解并掌握食物的交换份法，对食物进行自由交换，就既能控制热量摄取量，又能保证摄取足够而均衡的营养，在吃饱吃好的同时控制血糖。

食物交换份就是将食物分成谷类、蔬菜类、水果类、肉类等不同种类，然后确定一个交换单位，这个交换单位包含的热量大约是90千卡（1千卡≈4.186千焦），计算出各类食物在这个交换单位内的大致重量，然后以此作为依据，就可以在每天应该摄入的总热量范围内自由交换了。

下面就以一位患者王先生为例（50岁男性，身高170厘米，体重80千克，办公室文职工作，无并发症），来学习如何使用食物交换份法，合理安排一天的饮食吧！

1.第一步：计算每日所需热量

（1）计算标准体重

计算公式：标准体重（千克）=身高（厘米）−105

王先生的标准体重=170−105=65千克

（2）判断是否超重

每一身高段都有一个标准体重范围，低于这个标准，属体重不足；高于这个标准，属超重或肥胖。体重不足表明营养摄入不够充分，可能导致机体营养缺乏；超重或肥胖表明营养摄入过多，会导致机体某些组织因营养过剩而出现病变。通过控制总热量摄入可以使体重逐渐趋向标准化，这对糖尿病患者控制病情和保持身体健康有益。

因此，我们首先要根据自己的身高、体重，计算出目前的体重指数，即BMI值，并对照表格判断自己是否超重。计算公式为：

体重指数（BMI）=体重（千克）/身高（米）^{2}

王先生的BMI=80/（1.70）^{2}≈27.7

根据BMI的评定标准表，可知王先生属于肥胖3级。

BMI的评定标准表

等级	BMI值
肥胖1级	>40
肥胖2级	30~40
肥胖3级	25.0~29.9
正常	19.0~24.9
体重偏轻	18.0~18.9
消瘦	<18

（3）判断活动强度

根据体力劳动强度分级参考表，得出王先生属轻体力劳动。

体力劳动强度分级参考表

轻体力劳动	坐姿：手工作业或腿的轻度活动（如打字、缝纫、脚踏开关等）；立姿：操作仪器，控制、查看设备，上臂用力为主的装配工作
中等体力劳动	如锯木头，卡车、拖拉机或建筑设备等运输操作，锻造，风动工具操作，粉刷，间断搬运中等重物，除草，摘水果和蔬菜等，学生的日常活动也属于中等体力劳动
重体力劳动	如搬重物、锤锻、锯刨或凿硬木、割草、挖掘等

（4）计算每日所需总热量

成人糖尿病热量供给标准表【单位：千卡/（天·千克体重）】

劳动强度	身体消瘦	体重正常	身体肥胖
卧床休息	20~25	15~20	15
轻体力劳动	35	30	20~25
中等体力劳动	40	35	30
重体力劳动	40~45	40	35

首先查出每日每千克体重需要的热量，患者王先生身体肥胖，从事的是轻体力劳动，对应的热量供给值是20~25千卡，则每日所需总热量=标准体重（千克）×每日每千克体重需要的热量（千卡）=65×（20~25）=1300~1625千卡。

2.第二步：分配每餐热量

（1）分配三餐热量

不同的饮食习惯，三餐热量分配比例也不一样。可以将早、午、晚三餐按照1/5、2/5、2/5的比例进行分配，也可按照1/3、1/3、1/3的比例分配。对于有加餐习惯的患者，可以选择以下时间段进行加餐，如9~10点、15~16点、21~22点。加餐既有利于减轻胰岛负担，又有利于预防低血糖，但应避免摄入含糖量高的食物，如糖果、甜菜和甘蔗等。

前面我们计算出了患者王先生每日需要的总热量为1300~1625千卡，若按照早、午、晚三餐1/5、2/5、2/5的比例分配三餐，则：

早餐：1300~1625千卡×1/5=260~325千卡

午餐：1300~1625千卡×2/5=520~650千卡

晚餐：1300~1625千卡×2/5=520~650千卡

（2）确定主食量

主食是含糖类丰富的食物，比如我们所吃的米饭、面条、面包和馒头等，它是食物中热量的主要来源。糖类的量易影响血糖的控制，建议糖尿病患者每日糖类热量供应比大于50%，下面是能量与主食量对应的关系表，病人可依据不同情况进行选择。

能量与主食对应关系表

能量需求	每日主食量
1200千卡	约150克
1300千卡	约175克
1400千卡	约200克
1500千卡	约225克
1600千卡	约250克
1700千卡	约275克
1800千卡	约300克
1900千卡	约325克
2000千卡	约350克
2100千卡	约375克
2200千卡	约400克

（3）确定副食量

食物热量的来源除了主食还应有副食，如肉类、奶类或奶制品、豆类及豆制品、蔬菜类和水果类等，糖尿病患者的副食摄入量可参考下表：

副食推荐用量表

副食名称	推荐用量
奶类或奶制品	250克
蛋类	中等大小，1个（以1周3~5个为好）
肉类	瘦肉为例，100～150克
蔬菜类	500克
水果类	200克（需根据病情决定是否食用）
油脂类	2汤匙（约20克）
豆类及其制品	50～100克

3.第三步：遵照食物交换份法

食物交换份法是指将食物分为谷薯、蔬果、肉蛋和油脂几大类，每交换份含有类似的热量、糖类、蛋白质和脂肪，根据不同喜好可以选择热量相等但重量不同的食物进行替换。一般每份食物产生的热量为90千卡，粗略地把25克粮食、500克蔬菜、200克水果、50克肉蛋鱼豆制品、160克牛奶、10克烹调油作为一份。每日所需食物份数=每日所需热量÷90千卡。根据食物交换份法，可使糖尿病患者饮食多样，营养均衡。

食物交换四大类的营养价值表

组别	类别	每份重量（克）	热量（千卡）	蛋白质（克）	脂肪（克）	糖类（克）	主要营养素
谷薯组	谷薯类	25	90	2.0	–	20.0	糖类、膳食纤维
蔬果组	蔬菜类	500	90	5.0	–	17.0	矿物质
	水果类	200	90	1.0	–	21.0	维生素
肉蛋组	大豆类	25	90	9.0	4.0	4.0	膳食纤维
	奶制品	160	90	5.0	6.0	–	蛋白质
	肉蛋类	50	90	9.0	6.0	–	脂肪

续上表

	坚果类	15	90	4.0	7.0	2.0	脂肪
油脂组	油脂类	10	90	–	10.0	–	脂肪

等值谷薯类食物交换表（每份含热量约90千卡）

食品	每交换份重量（克）	食品	每交换份重量（克）
大米、小米、糯米、薏米、面粉、米粉、高粱米、玉米糁、玉米面、混合面、燕麦片、莜麦、荞麦面、苦荞面、各种挂面、龙须面、通心粉、绿豆、红豆、芸豆、干豌豆、干粉条、干莲子、油条、油饼、苏打饼干	25	生面条、生面片、烧饼、烙饼、馒头、咸面包、窝窝头	35
土豆	100	鲜玉米（一个，中等大小，带棒心）	200
湿粉条	150	米饭	75

等值肉蛋类食物交换表（每份含热量约90千卡）

食品	每交换份重量（克）	食品	每交换份重量（克）
鸡蛋粉	15	草鱼、鲤鱼、甲鱼、比目鱼、带鱼	80
熟火腿、香肠	20	大黄鱼、鳝鱼、黑鲢鱼、鲫鱼、蟹肉、水浸鱿鱼、虾、鲜贝、兔肉	100
半肥半瘦猪肉	25	鸡蛋清	150
熟酱牛肉、熟酱鸭、熟叉烧肉（无糖）、午餐肉	35	水浸海参	350
猪排骨，瘦猪、牛、羊、鸭、鹅肉	50	鸭蛋、松花蛋/鸡蛋（大个带壳）、鹌鹑蛋（6个带壳）	60

等值奶类交换表（每份含热量约90千卡）

食品	每交换份重量（克）	食品	每交换份重量（克）
牛奶、羊奶	160克	脱脂奶粉、奶酪	25克
奶粉	20克	无糖酸奶	130克

等值豆类交换表（每份含热量约90千卡）

食品	每交换份重量（克）	食品	每交换份重量（克）
腐竹	20	北豆腐	100
大豆、大豆粉、青豆、黑豆	25	南豆腐（嫩）	150
豆腐丝、豆腐干	50	干豌豆、菜豆、绿豆	40
豆浆	400	毛豆、鲜豌豆	70
赤小豆	29		

等值蔬菜类食物交换表（每份含热量约90千卡）

食品	每交换份重量（克）	食品	每交换份重量（克）
土豆、红薯、慈姑、百合、芋头	100	白萝卜、青椒、茭白、冬笋	400
鲜豇豆、扁豆、洋葱、蒜苗	250	油菜、茼蒿、西葫芦、西红柿、冬瓜、苦瓜、黄瓜、茄子、丝瓜、绿豆芽、芹菜、莴笋、菜薹、茴香、大白菜、包菜、菠菜、韭菜、芥蓝、瓢儿菜、苋菜、鲜蘑菇、苤蓝	500
山药、藕、马蹄、凉薯	150	南瓜、花菜	350
胡萝卜	200		

等值油脂类交换表（每份含热量约90千卡）

食品	每交换份重量（克）	食品	每交换份重量（克）
花生油、香油/菜籽油、玉米油、豆油/红花油、黄油	10	核桃、杏仁、花生米	15
西瓜子（带壳）	40	葵花子（带壳）	25

等值水果类食物交换表（每份含热量约90千卡）

食品	每交换份重量（克）	食品	每交换份重量（克）
梨、苹果、葡萄、猕猴桃、桃、李子、杏、柑橘类	200	柿子、香蕉	150
西瓜	500	草莓	300

等值生熟食交换表（每份含热量约180千卡）

名称	生食重量（克）	熟食重量（克）
大米	50	130（米饭）
面粉	50	75（馒头）
肉食	50	35

由上面的计算公式可知，王先生每天需要的食物份数为1600÷90≈18份。

王先生每天需要主食250克（计10份）、蔬菜500克（计1份）、肉蛋豆类150克（计3份）、牛奶250克（计1.5份）、油脂20克（计2份），共17.5份，约合18份。

若按照早、午、晚三餐1/5、2/5、2/5的比例分配三餐，则主食分别为2份、4份、4份。

4.第四步：制定食谱

确定好食物种类和每天的食用量后，结合"食物交换的四大类的营养价值表"，就可开始制定食谱了。下面是应用食物交换份法制定的食谱。

食谱举例

食谱一	食谱二
早餐	
玉米粥（粳米、玉米糙共25克）	杂粮窝头（面粉、杂粮粉共50克）
烧饼（35克）	无糖酸奶200克
卤蛋（鸡蛋60克）	凉拌西芹（西芹100克）
凉拌青笋胡萝卜丝（青笋50克，胡萝卜50克）	盐1克，植物油3克
盐1克，植物油3克	
午餐	
黑米饭（粳米70克，黑米30克）	燕麦饭（大米75克，燕麦25克）
小葱拌豆腐（豆腐100克，香葱20克）	山药炖鸡（鸡肉50克，山药100克）
肉片烧丝瓜（瘦肉25克，丝瓜200克）	炒黑木耳（黑木耳100克）
盐2克，植物油9克	盐2克，植物油9克
晚餐	
荞麦馒头（荞麦粉、面粉共50克）	牛肉面（挂面100克，牛肉50克）
玉米粥（玉米25克，小米25克）	蒜苗炒腐竹（干腐竹20克，蒜苗100克）
芹菜炒肉（芹菜200克，鸡胸肉25克）	小白菜炒口蘑（口蘑50克，小白菜50克）
盐2克，植物油9克	盐2克，植物油9克
睡前半小时加餐	
牛奶（250毫升）	

应用食物交换份法需注意的问题：

① 同类食物可以互换。例如50克瘦肉可以和100克豆腐（25克黄豆）互换，25克大米和200克鲜玉米互换，70克鲜豌豆和500克胡萝卜互换，20克奶粉和160克牛奶互换。

② 生熟食物可以互换，可参考前面的"等值生熟食交换表"。

③ 不同类食物当营养素结构相似时，也可以互换，如25克燕麦片可以和200克橘子互换，500克西葫芦和200克苹果互换，10克花生油和80克带鱼互换。一天内凡是吃进的食物都要计算在总热量之内，即使吃了一小把花生都要计算热量。

④ 条件允许的情况下，应尽量选择餐前加餐，有助于预防餐前饥饿，且可稳定血糖水平，减轻胰腺负担。晚睡前加餐还可有效预防夜间低血糖的发生。

⑤ 遵循能量摄入适量的原则，菜谱可适当个性化，便于长期有效地执行。

四、管住嘴、迈开腿，
饭后这样运动血糖更稳定

经常有人问，我得了糖尿病，平时应该做什么运动呢？本文为您整理了适合糖尿病患者的18种运动方式，看看哪些运动方式适合你。

步行

经常步行，对身心健康、糖尿病的治疗大有益处。但前提要保证速度和时间，太缓慢的散步并不能达到运动的效果，速度足够但持续时间少于15分钟也不能达到效果。因此建议大家穿着运动鞋和宽松的衣裤，采取既能达到一定强度，又能使自己感到舒适的步行方式进行锻炼。

慢步走：每分钟走40~70步，不会引起低血糖反应，可稳定情绪，消除疲劳。

快步走：每分钟行走120~150步，步行30~60分钟，最高心率应控制在120次/分钟以下。

疾步走：每分钟行走150步以上，适合身体比较健康、血糖不太高而波动不甚严重，尤其是单纯饮食治疗的轻型糖尿病患者。

糖尿病患者每天可以步行20~30分钟，前5分钟慢行，然后缓慢加速到中速，最后5分钟再慢行。步行快慢及步行时间根据个人情况决定。

跑步

跑步具有显著的健身效果，是一项方便的运动，老少皆宜，已日益成为人们健身防病的运动方式之一。

如果身体情况允许，可以采取跑步和步行结合进行的方式，如跑30秒，步行60秒，这样反复跑行结合20~30次，总时间30~45分钟。这样运动可以减轻心脏负担，适宜于心肺功能较差的糖尿病患者。

慢步跑时心率控制在110~120次/分钟。

糖尿病患者需从短距离慢速度开始，做到量力而行、跑有余力，不要弄得过分疲劳或使心脏负荷过重。运动后感到全身舒适、精力旺盛、体力充沛、睡眠良好、食欲增加，说明运动量合适。

越野行走

使用两支手杖行走，是越野行走独特的运动方式，是实现降糖的关键和诀窍。越野行走使用手杖可以使全身90%的肌肉同时参与进来，不用跑步就可以达到或接近跑步的运动强度。

与普通行走相比，在同样的速度、时间、距离的情况下，越野行走的心率提升要多13%，热量消耗要多20%～46%，还可以保护膝关节、减轻膝关节压力。

- -

游泳

游泳不仅可以降低血糖，还能增强心肺功能、全面提高免疫力和身体综合素质，对关节的损伤也较小，适用于大多数糖尿病患者。一般认为2型糖尿病肥胖者，血糖中度升高，血糖在11.1～16.7毫摩尔/升者和1型糖尿病稳定期患者均适合进行游泳运动。

每次游泳后，脉搏达到每分钟120～140次为大运动量；脉搏为每分钟90～110次为中运动量；脉搏变化不大，其增加次数在10次以内，则为小运动量。

相同时间长度下，游泳消耗的能量比走路大2～9倍，所以糖尿病患者在游泳时，要注意运动量不要太大，以防引起低血糖。为了避免发生低血糖，可在运动前后监测血糖。如果运动后血糖低于6.0毫摩尔/升，可在运动前吃一些东西。糖尿病患者去游泳时，一定要随身携带糖尿病卡片和糖块或者饼干，这样即使发生低血糖反应，也能及时得到救治。

游泳后宜马上擦干身上的水，以免受凉，并做放松活动或缓慢的四肢运动，这样有助于消除疲劳。

- -

骑自行车

骑自行车与跑步、步行、游泳一样，也是有氧运动，长期合理地坚持此项运动，可以帮助糖尿病患者降低血糖，是糖尿病患者可选择的运动项目之一。

以中等速度骑车，一般要连续不断骑行30分钟，同时要注意深呼吸，这样对减肥有特效，对心肺功能提高也有好处。

初骑时速度不要太快，时间也不要太长，待身体适应后再逐渐加时加速。糖尿病患者每次骑车至少30分钟，但不要超过60分钟。骑车时上身要放松，感到疲乏时，要及时休息，或调整运动强度和运动时间。

- -

五禽戏八段锦

五禽戏是我国民间广为流传的、也是流传时间最长的健身方法之一，以模仿虎、鹿、猿、熊、鹤五种动物的形态和神态，来达到舒展筋骨、畅通经络的目的，是适合糖尿病患者的一种运动方式。类似的养生功法还有八段锦，同样适合糖尿病患者练习。

太极拳

现代医学研究表明，太极拳和一般的健身体操不同，除了全身各肌肉群、关节参与活动外，还配合均匀的深呼吸与横膈运动，而更重要的是精神的专注，心静、用意，这样对中枢神经系统有良好的影响，从而给其他系统与器官的功能改善打下良好的基础。

太极拳适合糖尿病患者日常练习。

交谊舞扭秧歌广场舞

以华尔兹为例，跳1小时舞的热量消耗约等于步行两千米，而且跳舞具有增强心肺功能、调节新陈代谢的作用。每天适当跳舞，不仅达到了消耗体能、促进糖脂分解代谢、减轻胰岛负担的目的，在随着优美的音乐跳舞时，身体还可以分泌一些有益于健康的激素，调节大脑神经，促进肠胃蠕动。

跳绳

跳绳10分钟大约可以消耗 90 千卡的热量，比前面几种运动的消耗量更高。但跳绳时应注意姿势，跳跃时两脚前脚掌着地，一般是单脚或双脚向上跳。还可根据自己的爱好用双脚前后左右任意组合动作，进行变化，落地时膝关节微屈以缓冲。

爬楼梯

爬楼梯是一项健身强体的有氧运动项目。居住在较高楼层的糖尿病患者，在身体条件允许的前提下，可以充分利用这一条件，尽量少乘电梯，用上下楼梯的方法锻炼身体。

钓鱼

钓鱼是一项充满情趣而又陶冶身心的户外运动。在大自然中呼吸新鲜的空气，时而站起提竿，时而坐下等鱼，时而溜鱼，时而捞鱼，有助于全身运动。另外，钓鱼能兴奋大脑皮层，激活人体的神经内分泌系统，增加胰岛素的分泌而降低血糖。

登山、野外徒步等运动可显著提高腰、腿部的力量及行进速度、耐力和身体的协调平衡能力，能加强心肺功能，增强抗病能力，促进新陈代谢，提高人体对胰岛素的敏感性，有利于控制血糖水平。但登山时要注意循序渐进，适可而止，不要过度劳累，不可急功近利突然加大运动量和运动强度。

**登山
野外徒步**

最好在登山前吃一些食物，登山过程中注意适当休息、及时补充水分，以免发生低血糖。饭后1小时开始登山比较合适。

瑜伽

只有当呼吸、意识和姿势结合成统一体时，才是真正的瑜伽练习。经常做正规的瑜伽练习，可以使交感神经和副交感神经达到平衡，而受其影响的内脏，也因此得到了调理。

有兴趣的糖尿病患者可以选择做瑜伽运动。

拉伸运动

拉伸运动就是柔韧性运动，可增强肌肉和关节的柔韧性，避免运动损伤，适合糖尿病患者每天练习。操作时需掌握以下原则：缓慢、平稳地进行，做最大程度的牵拉，前提是无痛感，并保持10～30秒，然后放松。糖尿病患者每天需要做身体不同部位的拉伸。

上述运动方式都适合糖尿病患者，长期练习有利于身心健康，降低血糖。但为了降低血糖，运动一定要达到微微出汗的程度，并且在这一状态下保持20～30分钟。

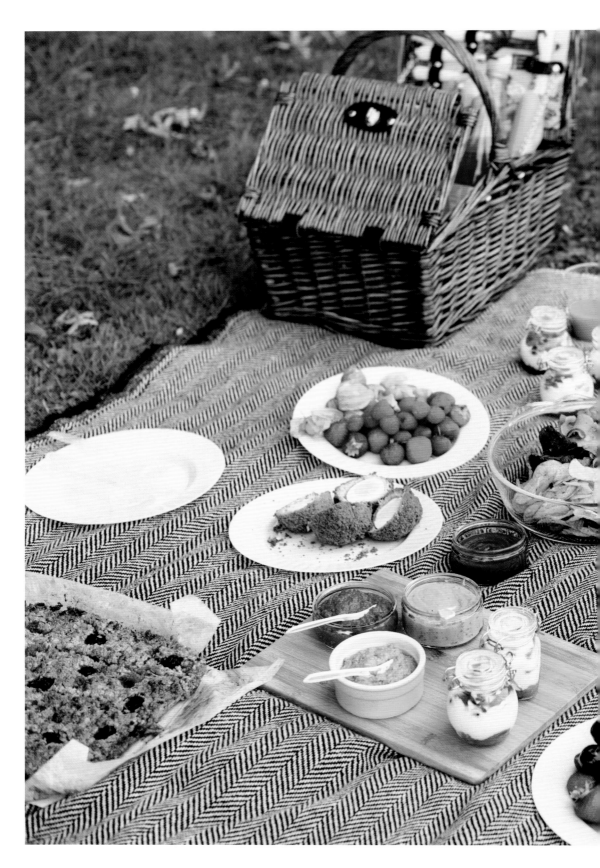

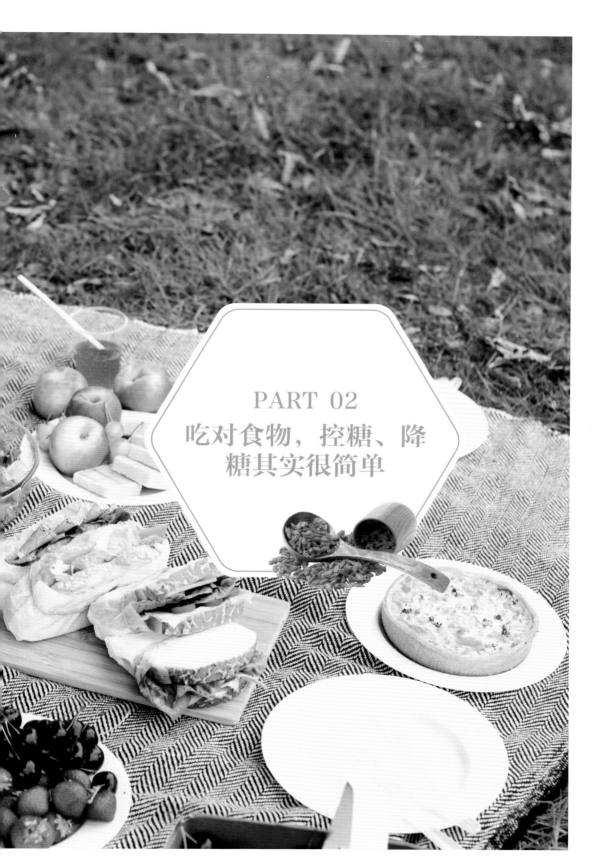

PART 02
吃对食物，控糖、降
糖其实很简单

主食怎么吃

将谷薯豆类食物作为主食，是中国人数千年来主要的膳食结构模式。它们含有丰富的糖类，不仅提供人体所需热量，也是蛋白质、B族维生素、矿物质、膳食纤维的重要来源。

然而随着经济发展、人民生活水平提高，近几十年来我国人民的膳食结构发生了很大变化，谷薯豆类的摄入量逐年下降，而动物性食物和油脂的摄入量大幅上升。粮食的过度加工导致膳食纤维、B族维生素和矿物质摄入量降低，而淀粉的摄入量显著增加。正是这种变化，导致了我国部分居民患各种代谢性疾病，尤其是糖尿病的发病率大幅上升。因此要想预防、控制糖尿病，吃对主食，吃对杂粮、杂豆、薯类食物至关重要。

1.糖尿病患者为什么要吃谷薯豆类食物

杂粮之所以叫这个名字，因为它是指除主粮以外的其他所有粮食，包括谷物类（高粱、小米、荞麦、燕麦、薏米、青稞等）、豆类（绿豆、红豆、豌豆、豇豆、蚕豆、扁豆等）、薯类（红薯、土豆等）。

那么细粮和杂粮有什么区别呢？我们现在最常吃的大米、白面等细粮，在精加工的过程中仅保留了热量最高、口感最细的胚乳部分，约70%的维生素和矿物质和90%以上的膳食纤维都损失掉了，因此现代营养学家都在提倡吃粗杂粮、全谷物。

而粗粮仅仅经过粗加工或不加工，更多地保留了谷皮、糊粉层（买回来的大米，外表有一些白色的粉末，这就是被磨掉的糊粉层）、胚乳、胚芽等完整的部分，最大限度保留了其中的天然营养成分。

2.吃什么？糖尿病患者宜吃谷薯豆

对糖尿病患者来说，宜食谷类、薯类、杂豆类，达到每天3种以上，每周5种以上，比如我国传统饮食中作为主食的稻米（糙米）、黑米、红米、小麦、大麦、燕麦、黑麦、玉米、高粱、青稞、黄米、小米、荞麦、薏米等。

杂豆类，即除了大豆（黄豆）之外的各种豆类，如红豆、绿豆、黑豆、花豆、芸豆、鹰嘴豆等。薯类包括土豆、红薯、芋头、山药和木薯等。

3.吃多少? 杂粮不是越多越好

《中国居民膳食指南》推荐，每天摄入谷薯类食物250~400克，其中要包括全谷物和杂豆类50~150克、薯类50~100克，简而言之，就是让杂粮杂豆和薯类占每天全部主食的 1/3 ~1/2是比较合适的比例。

为什么不能全都用粗杂粮代替大米白面等细粮呢？对于吃惯了细粮的现代人来说，未经过精加工的粗杂粮太"粗硬"不易消化，过度食用反而易造成胃部不适，甚至损伤胃黏膜、增加患消化系统疾病的风险，而且杂粮中的膳食纤维、低聚糖和抗性淀粉含量比较高，骤然改变饮食习惯，肠道菌群也无法适应。

因此我们建议，如果以往没有吃杂粮的习惯，那么要先在细粮里加少量的杂粮，循序渐进、逐渐过渡，直到大米与粗杂粮各占一半，这样既有利于消化，又兼顾了口感和降糖效果。具体每餐吃多少主食，需要根据第一章中的食物交换份法，计算每日所需的主食量，并合理地分配到三正餐和加餐中去。

4.怎么吃? 这样烹调不升血糖

① 烹调方式以蒸、煮为主

如杂粮饭、杂粮粥、杂粮馒头、全麦面包、蒸红薯、蒸山药等，只要不做得过于精细软烂，都是比较适合糖尿病患者的主食。另外要尽量避免烤、炒等烹调方式，比如同样吃土豆，无油烧烤的土豆血糖生成指数（GI值）为87，是高GI食物，而水煮土豆仅为66，属于中等GI食物，可见选对烹调方式与选对食材一样重要。

② 谷类+豆类+薯类搭配

粗杂粮中的谷类和豆类都含有丰富的植物蛋白和多种维生素，但略微不同，如果单一地吃谷类或者豆类，都会导致蛋白质的利用率降低。建议每次配红黄白绿黑五种颜色的食材，同时满足了食物种类多样化的原则，丰富多彩的颜色能给人视觉上美的享受，又能改善心情，减肥且不升血糖。

③ 不要用粗杂粮成品代替

很多患者没有时间自己做粗杂粮粥，就会想到买罐装八宝粥、黑米粥或是杂粮粉等替代。其实这些食品经过深度加工后，虽然软烂好吃，但不仅起不到控糖和减肥作用，餐后升血糖的速度和白米饭、米粥一样快。

而现磨的粗杂粮粉，也不建议糖尿病人群食用，因为烘烤+打粉会让这些杂粮变得更好消化，会迅速升高血糖。因此糖尿病患者用粗杂粮搭配细粮来煮粥、做饭，才是健康有效的控糖方法。

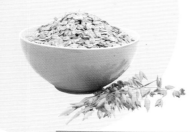

燕麦

血糖生成指数 52

降糖原理

燕麦中含有丰富的可溶性膳食纤维，可减缓小肠对糖的吸收量和速度，有效平缓餐后血糖值。膳食纤维还是肠道中有益菌必需的营养，经常食用有助于改善肠道菌群，调节肠道免疫屏障功能。而且燕麦中的β-葡聚糖降血糖和提高胰岛素反应效果的作用，明显优于其他谷类中的葡聚糖。

每100克所含基础营养素

热量	367 千卡
蛋白质	15 克
脂肪	6.7 克
糖类	66.9 克
膳食纤维	5.3 克
交换份	25 克 / 份

◎ 1 千卡 ≈ 4.186 千焦

防治并发症

降低胆固醇含量，预防动脉硬化。燕麦中富含不饱和脂肪酸，具有很强的抗氧化功能，可降低血液中的低密度脂蛋白和胆固醇含量，预防动脉粥样硬化的发生。同时，燕麦还可以抗菌和抗氧化，可有效增强人体的免疫力，抵抗流感。

健康吃法

宜冲泡、煮粥。燕麦升糖指数较低，在主食中比较适合糖尿病患者食用。市面有很多种即食燕麦片，食用非常方便，但应注意查看原料表是否有燕麦外的其他添加物。尽量选择粗加工、无添加、无糖的燕麦产品。同时燕麦一次食用量不宜过多，否则易导致胃痉挛或者肠胀气，影响肠道功能。

最佳搭档

燕麦+黄豆

用无糖豆浆冲泡即食燕麦片，是一款营养丰富、适合糖尿病人群的方便早餐，对于习惯性便秘也有治疗作用。

燕麦+南瓜

南瓜中的果胶可调节胃内食物的吸收率，使糖类吸收速度减慢，可溶性纤维素能推迟胃内食物的排空，控制饭后血糖上升。果胶还能和体内多余的胆固醇结合在一起，使胆固醇吸收减少，血胆固醇浓度下降。

蛋花燕麦粥

🥣 材料
燕麦、大米各30克，鸡蛋1个

🍲 做法
1. 将燕麦、大米淘洗干净，加水浸泡2小时。
2. 锅中加足量清水煮沸，放入浸泡好的大米、燕麦，加盖，大火烧开后转小火，煮至米粒熟软裂开。
3. 将鸡蛋打入碗中搅散，蛋液倒入煮好的粥中搅散，待蛋花浮起即可食用。

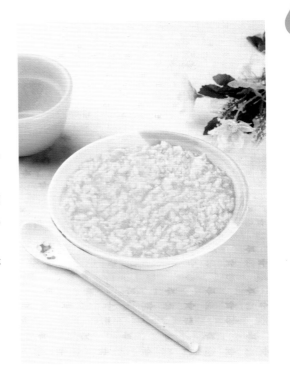

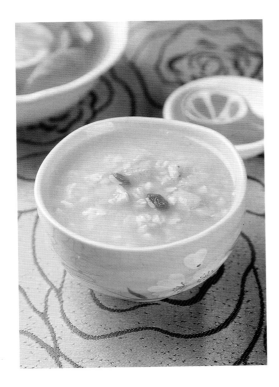

香蕉燕麦粥

🥣 材料
即食燕麦片50克，香蕉50克，枸杞少许

🍲 做法
1. 将香蕉果肉切成丁备用。
2. 锅中注入适量清水烧热，倒入燕麦片，盖上盖，烧开后用小火煮5分钟至燕麦熟透。
3. 倒入香蕉、枸杞拌匀，用中火煮5分钟后盛出即可。

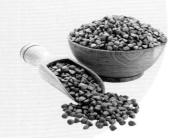

荞麦

血糖生成指数 54

● 降糖原理

　　增加饱腹感，控制食欲。荞麦含有丰富的黄酮、镁、铬等物质，这些物质具有降低血糖的作用。荞麦中同样含有丰富的可溶性膳食纤维，能够延缓肠道对糖的吸收，降低餐后血糖水平，同时延长胃的排空时间、增加饱腹感，有利于糖尿病患者对饮食量的控制。

每100克所含基础营养素

热量	324 千卡
蛋白质	9.3 克
脂肪	2.3 克
糖类	73 克
膳食纤维	6.5 克
交换份	25 克 / 份

● 防治并发症

　　荞麦富含黄酮类化合物，如芦丁，能调节血脂、扩张冠状动脉、增加血流量，对防治动脉硬化以及血脂异常等疾病有显著效果。

● 健康吃法

　　挑选时，应注意挑选大小均匀、质实饱满、有光泽的荞麦粒。应在常温、干燥、通风的环境中储存。荞麦的米质较硬，烹调前先用清水浸泡数小时，这样有利于营养物质的消化吸收，更有利于身体健康。荞麦性凉，不易消化，消化不良、腹泻者，患有胃及十二指肠溃疡等消化系统疾病的人都不宜多吃。

● 最佳搭档

荞麦+牛奶

　　荞麦中缺少精氨酸、酪氨酸，而牛奶富含优质蛋白质，两者搭配食用，能够补充荞麦中缺少的氨基酸，有利于糖尿病患者病情的缓解和免疫力的维持。

荞麦+韭菜

　　荞麦与韭菜搭配，可有效降低糖尿病患者的餐后血糖，有利于糖尿病患者的血糖控制。

荞麦粥

材料
荞麦50克，大米50克

做法
1. 将荞麦淘洗净，加适量清水浸泡2~3小时，使荞麦更易煮熟。
2. 砂锅中注入适量清水，用大火将水烧开，倒入大米和荞麦搅拌均匀，加盖煮沸后转小火煮约30分钟，至荞麦和大米都熟软。
3. 将煮好的杂粮粥盛出，装入碗中即可。

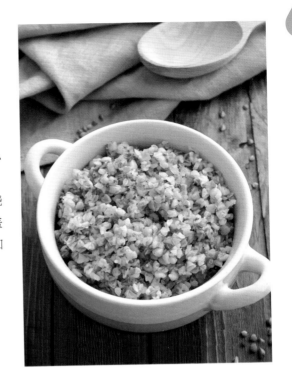

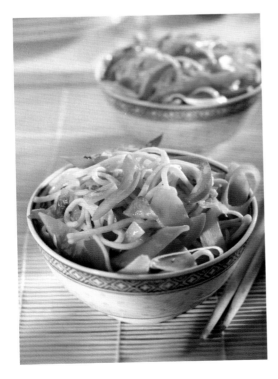

凉拌荞麦面

材料
荞麦面50克，红彩椒、黄彩椒、胡萝卜各20克，酱油、香醋、盐、芝麻油各适量

做法
1. 胡萝卜、红彩椒、黄彩椒洗净切菱形片。
2. 锅中加水煮沸，放荞麦面搅散，煮熟后捞出过凉水，倒入大碗中。
3. 取一小碗，放适量酱油、香醋、盐、芝麻油调匀，倒在荞麦面上，放入彩椒、胡萝卜拌匀即可。

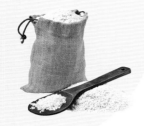

糙米

血糖
生成指数
55

降糖原理

糙米其实就是脱壳后仍保留着一些外层组织，如皮层、糊粉层和胚芽的米。精白米是糙米经过精磨、去掉外层组织得到的，它看起来雪白细腻，吃起来柔软爽口，但营养成分却大量流失，剩下的就主要是糖类，而糙米中所保留的外层组织，其营养物质也比较丰富。糙米的升糖指数比精白米低很多，有利于控制餐后血糖。

每100克所含基础营养素

热量	332 千卡
蛋白质	8.1 克
脂肪	1.8 克
糖类	79.9 克
膳食纤维	2.3 克
交换份	25 克 / 份

防治并发症

糙米可以调节不饱和脂肪，加速肠道蠕动，利于排便排毒。糙米是天然的利尿剂，能促进新陈代谢，排除体内过剩的养分及毒素。糙米所含的膳食纤维与胆固醇结合，可促进胆固醇的排出，从而帮助高脂血症患者降低血脂。

健康吃法

与精米相比，糙米有更独特的营养价值，膳食纤维、矿物质和维生素的含量都是比较丰富的，尤其膳食纤维比精米高十余倍。但应注意，膳食纤维的摄入量并非越多越好，为了让主食兼顾升糖慢、口感好、不伤肠胃等特点，糙米宜与大米、其他粗粮搭配食用，而不能长期单独作为主食。

最佳搭档

糙米+南瓜

南瓜有很好的食疗作用，润肺益气、利尿消肿，可以促进肠胃蠕动，帮助食物消化，跟糙米一同做杂粮饭吃，营养全面，饱腹感强，餐后血糖更平稳。

糙米+菠菜

菠菜可通肠导便，防治痔疮，促进糖、脂代谢，搭配糙米可润燥养血、改善便秘等问题。

芹菜糙米粥

🥄 材料

水发糙米100克，芹菜30克，葱花、盐各少许

🍚 做法

1. 洗净的芹菜切碎，待用。
2. 砂锅中注入适量清水烧热。
3. 倒入泡发好的糙米，拌匀。
4. 盖上锅盖，大火煮开后转小火煮45分钟至米粒熟软。
5. 掀开锅盖，倒入芹菜碎、盐，搅拌匀。
6. 将煮好的粥盛出装入碗中，撒上少许葱花即可食用。

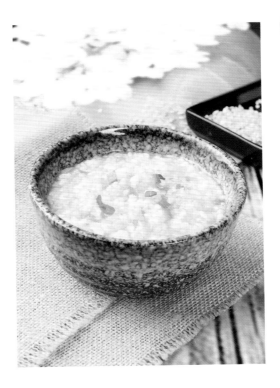

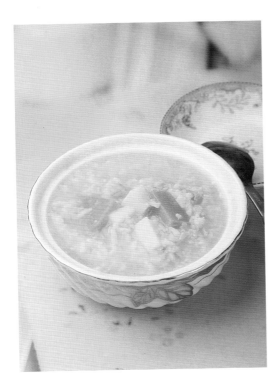

南瓜山药杂粮粥

🥄 材料

大米40克，糙米、玉米糁、燕麦各20克，山药10克，南瓜肉100克

🍚 做法

1. 将糙米、玉米糁、燕麦分别淘洗净，浸泡4小时。
2. 山药、南瓜分别洗净，去皮切小块。
3. 锅中注水烧开，倒入所有杂粮和大米，烧开后转小火煮60分钟至米粒变软，倒南瓜和山药搅匀，煮至食材熟透即可。

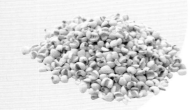

薏米

血糖生成指数 53

降糖原理

促进糖类代谢，维持血糖稳定。薏米中的有效成分薏苡仁多糖有一定的降糖作用，可抑制肝糖原分解、肌糖原酵解，抑制糖异生，从而达到降低血糖水平的目的，防治糖尿病血管并发症的发生。维生素B$_1$是糖代谢过程中重要的辅酶，充足的维生素B$_1$能保证血糖顺利代谢，使餐后血糖保持稳定。膳食纤维可以促进胃肠蠕动，改变食物在胃肠道的停留时间，从而控制血糖。

每100克所含基础营养素

热量	357 千卡
蛋白质	12.8 克
脂肪	3.3 克
糖类	71.1 克
膳食纤维	2.0 克
交换份	25 克 / 份

防治并发症

薏米富含的维生素B$_2$、薏米酯、谷固醇、氨基酸具有降低血糖的作用。薏米中含有的膳食纤维，可促进排便，从而延缓餐后血糖上升。此外，常食薏米还有消除痤疮、色斑，改善肤色等美容效果。

健康吃法

选购薏米时，以粒大、饱满、色白、完整者为佳。保存前要筛除薏米中的粉粒、碎屑，以防止生虫或生霉，置于干燥密闭的容器内保存即可。薏米在煮之前，最好先洗净浸泡数小时。

最佳搭档

薏米+豆皮

薏米宜与各种非油炸的豆制品搭配食用，可以降低糖尿病合并高脂血症的患者降低胆固醇。

薏米+芡实

薏米有健脾除湿的功效，与芡实、山药等健脾食物搭配，补气和健脾除湿功效更佳，适合脾胃虚弱的糖尿病患者食用。

薏米山药饭

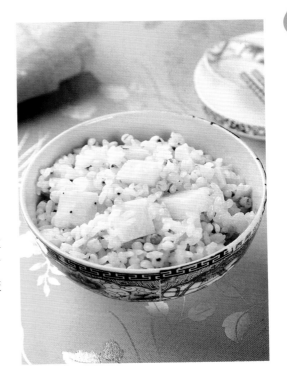

🍅 材料

大米60克，薏米30克，山药100克

😋 做法

1. 将薏米淘洗干净，将浮在水面的坏粒弃去，加适量清水浸泡3小时。
2. 山药洗净去皮，切成丁；大米淘洗干净备用。
3. 大米、薏米倒入电饭煲中，按日常做饭的用水量加适量清水，倒入山药丁均匀铺开，加盖按下煮饭键，等待饭熟即可。

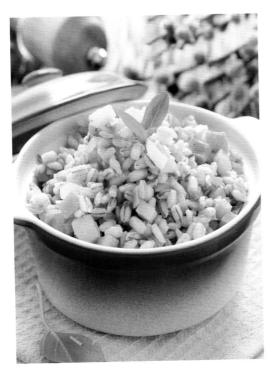

薏米大麦南瓜饭

🍅 材料

薏米、大麦各50克，南瓜、山药各100克

😋 做法

1. 薏米、大麦分别淘洗净，加清水浸泡3小时，捞出沥干水。
2. 南瓜、山药分别洗净，切小丁备用。
3. 电饭煲中加入泡好的薏米、大麦，加入适量清水，加入南瓜、山药丁，加盖按下煮饭键，待饭熟即可。

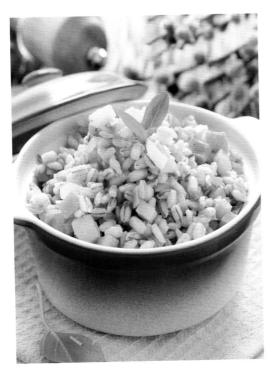

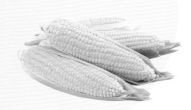

鲜玉米

血糖
生成指数
55

● 降糖原理

　　玉米可改善糖耐量，稳定血糖水平。玉米富含膳食纤维，具有降低血糖、血脂以及改善葡萄糖耐量的功效。玉米中所含有的镁有强化胰岛素功能的功效；谷胱甘肽则能清楚破坏胰岛素的自由基，延缓糖类吸收，稳定糖尿病患者的血糖水平。

每100克所含基础营养素

热量	106 千卡
蛋白质	4.0 克
脂肪	1.2 克
糖类	22.8 克
膳食纤维	2.9 克
交换份	200 克 / 份

● 防治并发症

　　调节血脂、降低血压。玉米中含有丰富的单不饱和脂肪酸，长期食用有较好的调节血脂的作用；玉米中膳食纤维、矿物质的含量也较丰富，长期食用还有降压的作用，对糖尿病患者预防并发血脂异常和高血压病有一定帮助。

● 健康吃法

　　糖尿病患者可以用玉米糁代替主食。如果吃新鲜玉米，应选择含膳食纤维较多的老玉米，尽量少吃含糖量高的甜玉米和淀粉含量高、食用后升高血糖的糯玉米。当糖尿病患者有严重的并发症，如糖尿病肾病发展为肾衰竭时，应少吃或不吃玉米，以减少非必需氨基酸的摄入量，避免加重肾脏负担。

　　玉米胚芽富含不饱和脂肪酸（亚油酸含量高达60％以上），与其所含的维生素E一起，可以降低血液胆固醇浓度，防止其在血管壁上的沉积，对高血压、血脂异常、冠心病等心脑血管疾病有积极预防作用。所以在吃煮玉米时，要吃干净些，不要浪费了宝贵的玉米胚芽。

● 最佳搭档

玉米+豆类

　　玉米蛋白质中缺乏色氨酸，所以宜与富含色氨酸的豆类食品搭配食用。

玉米+松子仁

　　含有丰富的卵磷脂和维生素E等营养素，有助于降低胆固醇、延缓细胞衰老。

玉米红薯粥

材料
玉米碎120克，红薯80克

做法
1. 红薯洗净去皮切成粒，备用。
2. 砂锅中注入适量清水烧开，倒入玉米碎，煮沸后转小火煮30分钟，至玉米熟软。
3. 加入红薯搅拌均匀，继续煮10分钟，关火后将煮好的粥盛出，装入碗中即可食用。

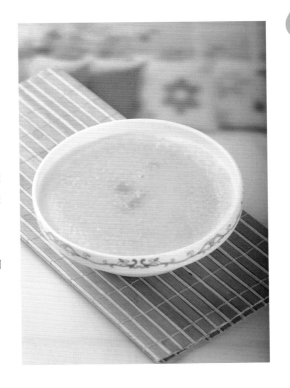

莲子松仁玉米

材料
莲子150克，玉米粒160克，松子30克，胡萝卜50克，姜片、蒜末、葱段、葱花各少许，盐4克，鸡粉2克，食用油适量

做法
1. 胡萝卜洗净去皮切丁，莲子去芯。
2. 锅中注入适量清水烧开，放入胡萝卜、玉米粒、莲子，大火煮至八成熟，捞出沥干备用。
3. 锅中加少许底油，放姜片、蒜末、葱段爆香，倒入松子小火翻炒，倒入玉米粒、胡萝卜、莲子炒匀，加盐、鸡粉炒匀调味，撒松子、葱花即可。

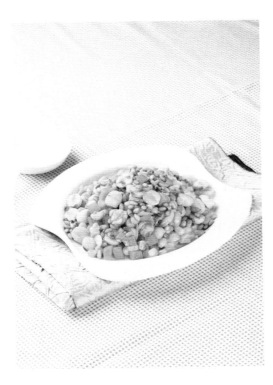

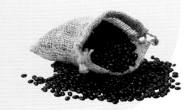

黑豆

血糖
生成指数
55

降糖原理

黑豆中含有大量的膳食纤维，可防治便秘，延缓餐后血糖的上升。黑豆中的维生素E可预防心脑血管并发症。黑豆中含有的镁、钙等营养元素，可以有效地调节血糖。

每100克所含基础营养素

热量	381 千卡
蛋白质	36 克
脂肪	15.9 克
糖类	33.6 克
膳食纤维	10.2 克
交换份	25 克 / 份

防治并发症

黑豆含有丰富的营养元素，如锌、铜、镁、钼、硒、氟等，这些元素能满足大脑的需求而延缓脑机体衰老，能降低血液黏稠度，保持身体功能正常。

健康吃法

黑豆可以作为一种降血糖食品食用，但是绝对不能当作药物，可以与白米搭配一起煮饭吃，可以把黑豆磨成粉，搭配白面和其他杂粮粉，发酵做成馒头、饼之类的主食，这样的话可以改善和更改主食的种类，预防因为单调的饮食，而出现难以坚持的糖尿病饮食。但黑豆不宜多吃，建议每天不超过30克，尤其是肠胃不好的人，多吃可能出现腹胀问题。

最佳搭档

黑豆+醋

黑豆浸醋后再吃，能强化黑豆的效果。糖尿病患者易伴发其他代谢性疾病，如高脂血症、高血压、动脉硬化的情况，醋能够帮助血脉舒张、促进血液循环、净化血液，对糖尿病患者很有帮助。

黑豆+黑芝麻

黑芝麻含有丰富的钾、膳食纤维、不饱和脂肪酸等营养成分，具有保护视力、降血压、降血脂等功效。

黑豆玉米窝头

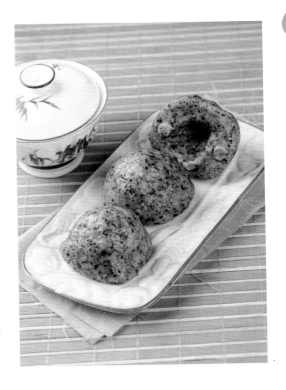

🥣 材料

黑豆粉200克，面粉400克，玉米粉200克，酵母6克

🍲 做法

1. 碗中倒入玉米粉、面粉、黑豆粉、酵母粉混合均匀，少量多次加入温水，揉成面团。
2. 在面团上盖上干净毛巾，静置10分钟醒面，把面团搓至纯滑，将面团搓成长条，再切成大小相等的小剂子。
3. 取蒸盘，把面剂子捏成圆锥形底部压出窝孔，入锅大火蒸15分钟，至窝头熟透即可。

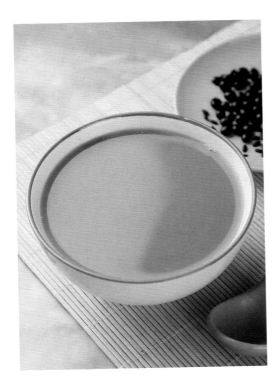

黑芝麻黑豆浆

🥣 材料

黑芝麻10克，水发黑豆50克

🍲 做法

1. 将黑豆洗净，加清水浸泡8小时。
2. 将黑芝麻、黑豆倒入豆浆机中，注入适量清水至水位线即可，盖上豆浆机机头，选择"五谷"程序，再选择"开始"键，开始打浆，待豆浆机运转约20分钟，即成豆浆。
3. 将豆浆机断电，取下机头，把煮好的豆浆倒入滤网，滤取豆浆，将滤好的豆浆倒入碗中即可。

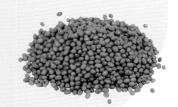

绿豆

血糖生成指数
27

降糖原理

绿豆中富含具有高效抗氧化能力的黄酮类化合物，可以清除体内的氧自由基及重金属离子，改善自身代谢功能，进而稳定血糖。其含有的低聚糖，热量低、易产生饱腹感，又不会使血糖急剧升高，还可降低血压及血胆固醇含量，适合糖尿病患者常用。绿豆有降低血糖、生津止渴、消肿利尿等作用，适合糖尿病并发肾病的患者食用。

每100克所含基础营养素	
热量	316 千卡
蛋白质	21.6 克
脂肪	0.8 克
糖类	62 克
膳食纤维	6.4 克
交换份	25 克 / 份

防治并发症

调节血脂，预防脂质代谢异常。绿豆可调节血脂，降低血液中低密度脂蛋白的含量，对糖尿病患者减轻胰岛素抵抗及防治脂质代谢异常、动脉粥样硬化、冠心病等常见并发症有积极意义。低聚糖是肠道有益菌群的增殖因子，常吃绿豆能够改善肠道菌群，预防及治疗糖尿病患者常见的消化不良症状。

健康吃法

中医认为绿豆性寒凉，还有降低药效的作用，因此体质虚寒、脾虚腹泻的人不可多吃，正在服用中药的人也不宜吃。加工绿豆时不宜煮得过烂，否则会破坏有机酸和维生素。但未煮熟的绿豆腥味太重，食后易导致恶心、呕吐，所以要注意火候。加入少许醋或柠檬汁，能避免氧化作用，让绿豆汤颜色碧绿。

最佳搭档

绿豆+冬瓜

二者搭配食用具有清热安神、降低血压、降低血胆固的功效，适于糖尿病并发有高血压、高脂血症者夏季清热消暑食用。

绿豆+百合

清热、养胃，尤其适合夏秋季节食用。

三豆粥

🍅 材料

大米60克，绿豆、红豆、黑豆各20克

🍚 做法

1. 绿豆、红豆、黑豆分别洗净，加水浸泡5~8小时。
2. 将泡好的绿豆、红豆、黑豆与大米倒入高压锅中，加适量清水。
3. 按"煮粥"键，至食材熟透盛出即可。

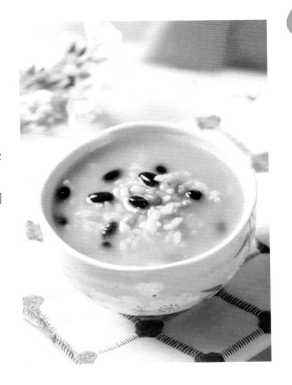

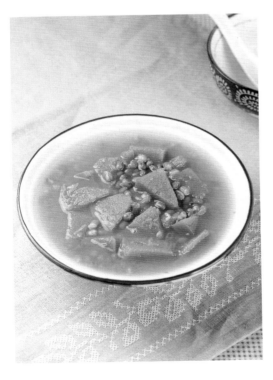

南瓜绿豆汤

🍅 材料

绿豆50克，南瓜180克

🍚 做法

1. 将绿豆淘洗干净，加少许清水浸泡3小时；将南瓜洗净去皮，切成小块待用。
2. 砂锅中注入适量清水烧开，放入绿豆，小火煮约30分钟，至绿豆熟软。
3. 倒入切好的南瓜搅拌匀，继续小火续煮10~15分钟至南瓜熟透，盛出即可。

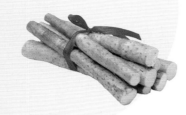

山药

血糖生成指数 51

• 降糖原理

中医认为，山药是补虚上品，性味平和，不寒不燥，可充五脏，为治虚症要药。而糖尿病主要是阴虚燥热引起的消渴之症，适当吃山药有滋阴的效果，对缓解和改善糖尿病有一定帮助。

山药中的多糖成分能抑制淀粉酶的功能，阻碍食物中糖类的消化，减少小肠对糖的吸收，从而降低餐后血糖。其中的黏液蛋白是一种多糖蛋白质的混合物，对人体具有特殊的保健作用，可减少皮下脂肪堆积，调节胰岛素分泌。

每100克所含基础营养素

热量	56 千卡
蛋白质	1.9 克
脂肪	0.2 克
糖类	12.4 克
膳食纤维	0.8 克
交换份	150 克 / 份

• 防治并发症

山药含有大量的维生素及微量元素，能防止脂肪沉积在心血管上，保持血管弹性，阻止动脉粥样硬化过早发生。山药可以改善脾胃的消化吸收功能，对脾胃虚弱、腹泻等症有食疗作用。

• 健康吃法

由于山药皮中含有皂角素，黏液里含有植物碱，少数人接触会引起山药过敏而发痒，因此处理山药时应避免直接接触。对于多汗、反复感冒的气虚患者，秋季应适度增加山药的摄入量，以增强免疫力。

• 最佳搭档

山药+鸭肉

能有效降低胆固醇含量，补阴养肺、健脾养胃、补肾益气，尤其适合久病体虚的糖尿病患者食用。

山药+丝瓜

清热健脾，有助于预防动脉硬化，降糖、降血压。

山药小麦粥

🍅 材料
大米60克，小麦30克，山药80克

🍚 做法
1. 小麦淘洗净，加适量清水浸泡2~3小时；大米淘洗净；山药洗净去皮，切丁备用。
2. 砂锅中注入适量清水烧开，放入大米、小麦，放入山药拌匀。
3. 盖上盖，烧开后转小火煮约30分钟至食材熟透，盛出即可。

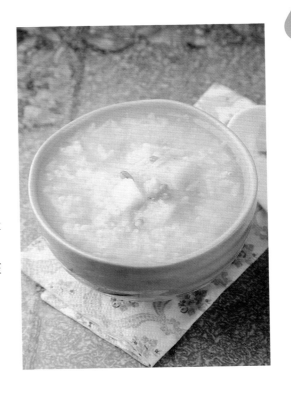

山药枸杞豆浆

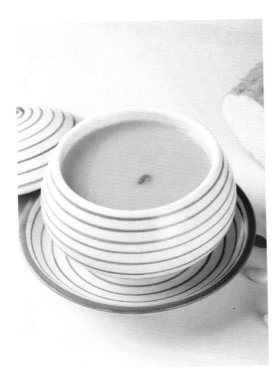

🍅 材料
水发黄豆60克，山药45克，枸杞15克

🍚 做法
1. 黄豆洗净，加清水浸泡8小时，倒入滤网沥干；山药去皮洗净，切成小块。
2. 把黄豆倒入豆浆机中，放入枸杞、山药，注入适量清水至水位线，盖上豆浆机机头，选择"五谷"程序，再选择"开始"键，开始打浆。
3. 待豆浆机运转约15分钟，即成豆浆，将豆浆机断电，取下机头，把煮好的豆浆倒入滤网，滤取豆浆，倒入杯中，用汤匙撇去浮沫即可。

蔬菜菌菇怎么吃

1.糖尿病患者为什么要吃蔬菜菌菇类食物

2014年在《英国医学杂志》上发表的一篇文章分析发现：摄入一定量的蔬果，能显著降低心血管死亡率。研究采用的计量单位为"份"，一份蔬菜定义为77克，一份水果定义为80克。每日摄入1份蔬果与不摄入蔬菜相比，死亡风险下降8%，摄入5份或更多蔬果死亡风险降低26%，但增加摄入量没有进一步降低死亡风险。

研究者对心血管死亡率进行了类似的分析，发现在5份之内，每增加1份蔬果心血管死亡风险下降约5%。

2017年的另一项研究也显示，与不吃蔬果相比，每天摄取200克蔬果，其心血管疾病风险降低13%、癌症风险降低4%，而早逝的风险降低15%。但若是每日摄取800克蔬果，患有心血管疾病风险降低28%、癌症风险降低13%，而过早死亡降低了31%！

2.吃什么？糖尿病患者宜吃的蔬菜菌菇

蔬菜一般可分为叶菜类、根茎类、瓜茄类、鲜豆类、菌藻类五大类。

·叶菜类：如菠菜、白菜等，主要富含维生素C、维生素B_2和β-胡萝卜素等。其中深色蔬菜维生素C和植物化学物含量较多，营养价值最高。

·根茎类：如红薯、芋头、胡萝卜等，含糖量相对于其他种类更高，能部分替代主食。

·瓜茄类：如西葫芦、冬瓜等，富含糖类、维生素C与胡萝卜素等。

·鲜豆类：如鲜豌豆，含有丰富的氨基酸、各种矿物质和维生素等。

·菌藻类：如香菇、金针菇、杏鲍菇等，可提供蛋白质、多糖、胡萝卜素、铁、硒等。

糖尿病患者在选择蔬菜时，应遵循以下几个原则：

① **选择新鲜与应季蔬菜：**原因有两点，首先蔬菜含水分较多，放置时间长会丧失水分，口感变差。其次蔬菜储运过程中，由于组织仍继续进行呼吸作用，维生素C等营养物质会发生氧化不断减少，而亚硝酸盐浓度可以上升几十倍乃至几百倍，不利人体健康。因此，在选购蔬菜时，新鲜非常重要，并且最好当天购买当天食用，不要长时间储存在冰箱里。

② **选菜颜色要丰富：**同类蔬菜中，颜色深的品种往往含有更多的抗氧化因子，营养价值也更高。如深红色的西红柿中番茄红素含量远高于粉红色的，深绿色的叶菜维生素

B₂、叶酸、类黄酮等多种营养成分也高于浅绿色的。即使同一棵菜中，深色部分也要比浅色部分的营养成分含量更高。因此《中国居民膳食指南》中建议，每天深色蔬菜摄入量要占到蔬菜总量的一半以上，包括深绿色蔬菜（如菠菜）、黄色蔬菜（如胡萝卜、甜椒）、十字花科蔬菜（如西蓝花、白萝卜）都是比较好的选择。

③ **多种蔬菜巧搭配：** 不同蔬菜的营养特点各有优势，选择不同品种的蔬菜，合理搭配，才有利于健康。建议挑选蔬菜时，品种要经常变换，尽量保证餐餐有蔬菜，尤其是早餐也要有蔬菜，中、晚餐时每餐至少有两个蔬菜的菜品是比较理想的。

④ **生食蔬菜好：** 西红柿、黄瓜、生菜等蔬菜可以生食，既保持蔬菜的原汁原味，又带来更多的健康益处。当然，不同身体状况和消化能力的人对生食蔬菜的接受能力有差异，不必强求。如苦瓜、白萝卜、大蒜、生洋葱等蔬菜可能引起部分人肠胃不适，完全可以换成熟食。老年人肠胃功能差，可以把蔬菜打成菜汁或剁烂成菜泥。

3.吃多少？ 蔬菜菌菇不是越多越好

根据我国2010～2012年中国居民营养与健康状况监测结果显示，我国城乡居民平均每人每日蔬菜的标准摄入量为269.7克，大豆类及制品摄入量为10.9克。可见，大多数人虽然认识到多吃蔬菜对人体有益，但实际蔬菜摄入量明显不足。

在《中国居民膳食指南（2016）》中，建议成年人每天摄入300~500克蔬菜，以及200~350克的新鲜水果。考虑到糖尿病患者对水果的摄入量存在限制，我们应适当加大蔬菜的摄入量，每天500~750克（也就是1.0~1.5斤）为宜。

但在选择蔬菜时，糖尿病患者要特别注意，适量吃糖类含量高的蔬菜。在大部分人的眼中，土豆、芋头、山药等薯类也属于蔬菜，但实际上，它们糖类含量相比其他蔬菜要高许多，譬如土豆烧牛肉，名为"菜"，实际热量堪比"主食"，而且鲜香可口，不知不觉就会吃很多，容易引起血糖波动与体重增加。因此对于糖尿病患者来说，一定要将淀粉含量特别高的薯类归入主食范围，吃时要相应减少主食的摄入量。

4.怎么吃？ 这样烹调不升血糖

① **水开煮菜、急火快炒：** 炒菜应热锅少油，水煮或蒸的蔬菜应该在水开后再入锅，通过缩短蔬菜加热时间，减少营养素的损失，才能最大限度保留蔬菜营养和鲜亮的颜色。但对有天然毒素的豆角等蔬菜，则必须充分加热，充分破坏毒素。

② **炒好即食：** 烹调完毕尽快食用，避免反复加热损失维生素，并避免因放置时间长增加亚硝酸盐含量。

③ **避免不良制作和饮食习惯：** 如剥叶过多、先切后洗、烧煮太久、用油过多、吃隔夜菜、弃汁弃汤、冷藏不当等。

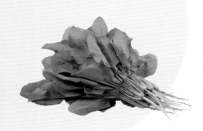

菠菜

血糖
生成指数
15

● 降糖原理

  菠菜是常见的绿叶蔬菜，中医认为，菠菜性甘凉，有养血、止血、敛阴、润燥的功效，能稳定血糖水平，增强抗病能力。菠菜中含有铬和一种类胰岛素物质，能发挥胰岛素的功能，使人体血糖含量保持在较稳定的水平。糖尿病病人（尤其2型糖尿病病人）经常吃些菠菜有利于血糖保持稳定。

每100克所含基础营养素

热量	24.0 千卡
蛋白质	2.6 克
脂肪	0.3 克
糖类	4.5 克
膳食纤维	1.7 克
交换份	500 克 / 份

● 防治并发症

  菠菜中含有大量的 β-胡萝卜素和铁，也是维生素B$_6$、叶酸、钾的极佳来源，其中丰富的铁对缺铁性贫血有改善作用。菠菜含有大量的植物粗纤维，具有促进肠道蠕动、通利大便的作用，还可控制脂肪吸收，降低血脂含量，控制糖和脂肪的吸收，帮助稳定血糖，降低血脂含量，对预防动脉粥样硬化、冠心病等心脑血管疾病的发生都有一定的食疗作用。

● 健康吃法

  电脑工作者和爱美人士可常食菠菜，但不适宜肾炎患者、结石患者和脾虚者食用。菠菜铁含量虽然高，但能被人体吸收的却不多，而且其主要成分是草酸，草酸对锌、钙的吸收具有破坏作用，所以孕妇、儿童不宜为满足补铁需求而大量摄入菠菜。

● 最佳搭档

菠菜+花生

本菜具有降血糖、防癌抗癌、通便滑肠的作用。

菠菜+鸡蛋

有养心安神、补血、滋阴润燥的作用。

芝麻菠菜

🍅 材料

菠菜100克，黑芝麻、酱油、香醋、盐、芝麻油各适量

🥣 做法

1. 菠菜洗净切成大段；黑芝麻碾碎。
2. 锅中注入适量清水，大火烧开，倒入菠菜段轻轻搅拌，煮至断生后捞出沥干水分待用。
3. 菠菜段装入碗中，撒上黑芝麻，加入酱油、香醋、盐、芝麻油搅拌均匀，装入盘中即可。

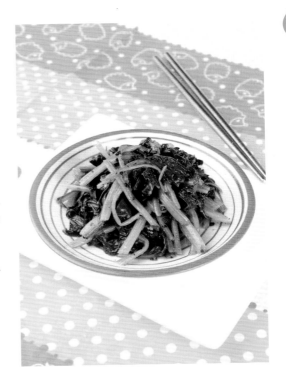

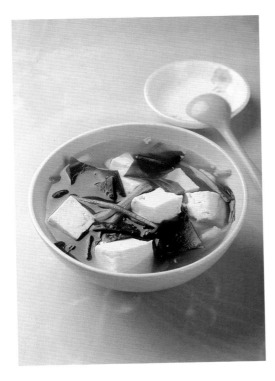

菠菜海带豆腐汤

🍅 材料

菠菜120克，豆腐200克，水发海带150克，盐2克

🥣 做法

1. 海带洗净切成小块；菠菜切段；豆腐洗净切成小块备用。
2. 锅中注入适量清水烧开，倒入切好的海带、豆腐，拌匀，用大火煮2分钟，倒入菠菜，拌匀，略煮片刻至其断生，加入盐，拌匀，煮至入味。
3. 关火后盛出煮好的汤料即可。

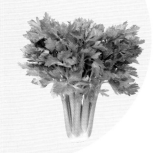

芹菜

血糖生成指数 低

● 降糖原理

　　调节胰岛素分泌，维持血糖平衡。芹菜中丰富的叶绿素能够调节人体胰岛素的分泌，降低血糖水平。芹菜中的膳食纤维能促进胃肠蠕动，有利于营养物质的吸收，且能降低胆固醇含量，同时增强饱腹感，既能减少主食的摄入量，又能减缓肠道对糖的吸收，降低餐后血糖的升高幅度，使糖尿病患者血糖保持相对稳定。

每100克所含基础营养素

热量	20 千卡
蛋白质	0.8 克
脂肪	0.1 克
糖类	3.9 克
膳食纤维	1.4 克
交换份	500 克 / 份

● 防治并发症

　　有助于降低血压。芹菜所含芹菜素有降压作用，其作用主要是通过颈动脉体化学感受器的反射作用而引起。芹菜的生物碱提取物对人体有镇静作用，同时预防因血糖波动引起的皮肤瘙痒、视力下降等各种并发症。

● 健康吃法

　　特别适合高血压和动脉硬化的患者食用；芹菜性凉，脾胃虚寒，肠滑不固者慎食；血压偏低者慎用；计划生育的男性应注意适量少食。芹菜属光敏性的蔬菜，食用后，体内的光敏性物质会达到一定浓度，经过阳光照射，就更容易导致光敏性物质代谢障碍，从而导致皮炎发生概率增加，故一次不宜食用过多。

● 最佳搭档

　芹菜+腐竹

　　芹菜与腐竹搭配能够有效缓解疲劳，改善精神状态，缓解压力。

　芹菜+牛肉

　　牛肉补脾胃，滋补健身，营养价值高，而芹菜清热利尿，有降压、降胆固醇的作用，还含有大量的维生素和膳食纤维，二者搭配食用有利于降糖、降脂、减肥。

凉拌嫩芹菜

🥟 材料

芹菜80克，胡萝卜30克，蒜末、葱花、鸡粉各少许，盐3克，芝麻油5毫升

🍚 做法

1. 把洗好的芹菜切成小段；去皮洗净的胡萝卜切片，切成细丝。
2. 锅中注入适量清水烧开，放入胡萝卜片、芹菜段，焯煮约1分钟至食材断生，捞出放入碗中。
3. 加入盐、鸡粉，撒上备好的蒜末、葱花，再淋入少许芝麻油，搅拌至食材入味即可。

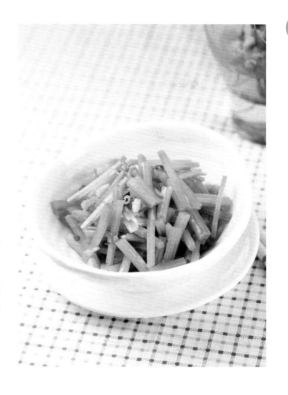

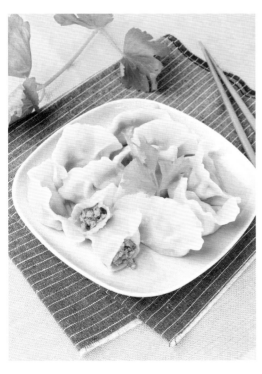

芹菜猪肉水饺

🥟 材料

芹菜100克，肉末90克，饺子皮95克，姜末、葱花各少许，盐、五香粉、鸡粉各3克，生抽5毫升，食用油适量

🍚 做法

1. 洗净的芹菜切碎，将芹菜碎、姜末、葱花、肉末混合，加入五香粉、生抽、盐、鸡粉、食用油拌匀成馅料。
2. 将馅料包入饺子皮中捏紧。
3. 锅中注入适量清水烧开，倒入饺子轻轻搅动防止粘连，煮开后再煮3分钟，加盖，用大火煮2分钟，上浮后捞出盛盘即可。

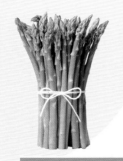

芦笋

血糖
生成指数
——
低

● 降糖原理

　　降低血糖水平，提高机体代谢能力。莴笋可以提高人体血糖代谢功能，且莴笋中含有烟酸，是胰岛素的激活剂，糖尿病病人经常吃芦笋，可改善血糖水平。芦笋含有丰富的维生素C，能够保护胰岛 β 细胞等各种组织细胞不受自由基的损伤。

每100克所含基础营养素

热量	19.0 千卡
蛋白质	1.4 克
脂肪	0.1 克
糖类	4.9 克
膳食纤维	1.9 克
交换份	500 克 / 份

● 防治并发症

　　提高免疫力，保护心血管。芦笋中含有丰富的抗癌元素——硒，能刺激机体免疫功能，促进抗体的形成；芦笋中多种低聚果糖能降低血压，改善心血管功能；所含叶酸、核酸能有效地控制癌细胞的生长，芦笋对膀胱癌、肺癌、皮肤癌等有一定的作用。

● 健康吃法

　　芦笋中的叶酸很容易被破坏，所以若用来补充叶酸应避免高温烹煮，最佳的食用方法是用微波炉小功率热熟。痛风患者不宜多食，脾胃虚寒或产后不宜生食、多食。

● 最佳搭档

芦笋+猪肉

　　芦笋与猪肉搭配食用，有利于人体维生素B$_{12}$的吸收，弥补糖尿病并发腹泻造成的营养素缺失。

芦笋+百合

　　芦笋与百合搭配，可润肺止咳、清心安神。主要用于治疗肺热咳嗽、劳嗽咯血、虚烦惊悸、失眠多梦等症。百合中含有多种营养物质，能促进机体营养代谢，使机体抗疲劳、耐缺氧能力增强，同时能清除体内的有害物质，延缓衰老。

圣女果芦笋鸡柳

材料

鸡胸肉220克，芦笋100克，圣女果40克，盐3克，鸡粉少许，料酒6毫升，水淀粉、食用油各适量

做法

1. 芦笋用斜刀切长段；圣女果对半切开；鸡胸肉切条，装入碗中，加入少许盐、水淀粉、料酒抓匀，腌10分钟待用。
2. 热锅注油，放鸡肉条炒散，放入芦笋段、圣女果大火快炒。
3. 加入少许盐、鸡粉，淋入适量料酒炒匀调味，再用水淀粉勾芡，盛出即可。

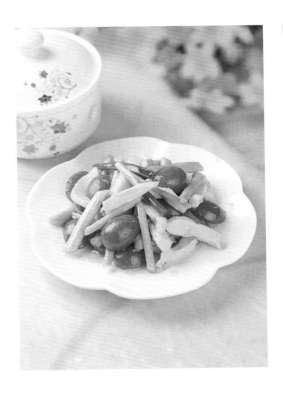

芦笋扒冬瓜

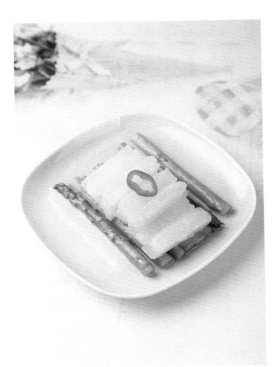

材料

冬瓜肉140克，芦笋100克，高汤180毫升，盐、鸡粉各2克，食用油适量

做法

1. 冬瓜去皮切成条形；芦笋洗净去掉老皮，切长段备用。
2. 锅中放少许油，倒入芦笋翻炒，放入冬瓜，倒入适量高汤煮沸，加入盐、鸡粉调味。
3. 盖上盖，烧开后用小火焖约10分钟，装盘即可。

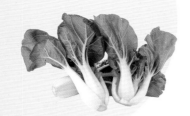

小白菜

血糖
生成指数
低

● 降糖原理

　　小白菜中丰富的膳食纤维不仅可以促进肠胃蠕动，还可以减缓胃肠道对糖类的吸收速度，起到稳定血糖的作用。同时其中含有的大量水分，也可以能提供较强的饱腹感，从而减少糖尿病患者吃主食的量，继而起到降低血糖的作用。

每100克所含基础营养素

热量	17.0 千卡
蛋白质	1.5 克
脂肪	0.1 克
糖类	3.2 克
膳食纤维	0.8 克
交换份	500 克 / 份

● 防治并发症

　　增强肠道功能，加快胆固醇代谢。小白菜中丰富的纤维素，具润肠排毒、帮助消化和预防结肠癌的功能，比较适合糖尿病并发消化道疾病患者食用。而其维生素C能降低人体胆固醇水平，适合糖尿病并发高脂血症患者食用。

● 健康吃法

　　糖尿病患者建议多食用小白菜，尤其是女性患者。但小白菜性偏寒、气虚胃寒者不可多食。小白菜宜在冬天食用，但其与豆腐食用时，两者有可能形成产生结石的草酸钙，对人体健康不利。小白菜食用前需清洗干净，最好用自来水不断冲洗，流动的水可避免农药渗入。

● 最佳搭档

小白菜+板栗

　　板栗中所含丰富的不饱和脂肪酸，具有抗衰老作用，两者结合可以补充小白菜缺少的营养素，所以其宜与白菜搭配，起到平衡膳食的作用。

小白菜+香菇

　　香菇含有多种维生素、矿物质，对促进人体新陈代谢、提高肠道免疫屏障功能有一定作用。小白菜中所含的矿物质能够促进骨骼的发育，加速人体的新陈代谢和增强机体的造血功能。

小白菜豆腐汤

🍲 材料
小白菜150克，豆腐300克，葱花少许，盐3克，鸡粉2克，芝麻油适量

🍲 做法
1. 小白菜洗净切成两段；豆腐切小方块，装盘备用。
2. 锅中注入适量清水烧开，倒入豆腐煮约2分钟，放入小白菜煮1分钟至熟。
3. 加盐、鸡粉调味，淋入少许芝麻油，盛出撒上葱花即成。

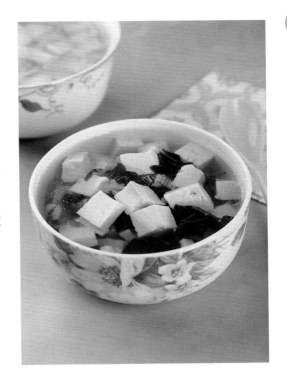

肉丸小白菜粉丝汤

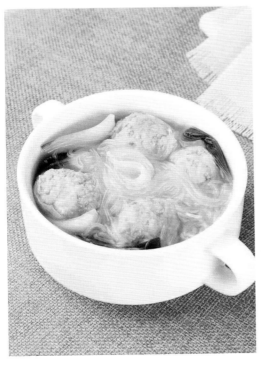

🍲 材料
猪肉末100克，小白菜50克，鸡蛋液、粉丝各20克，葱段12克，盐2克，生抽6毫升

🍲 做法
1. 将小白菜洗净，切小段；粉丝用温水泡软；猪肉末加入葱、鸡蛋液、1克盐、适量生抽搅拌匀。
2. 将腌好的肉馅挤成数个丸子，入锅用大火煮开后转小火，煮5分钟至熟。
3. 加入小白菜、粉丝，加1克盐，放入3毫升生抽，搅匀调味即可。

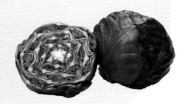

紫甘蓝

血糖生成指数
低

● 降糖原理

紫甘蓝中含有丰富的纤维素、多种维生素和钙、磷、铁等矿物质，经常食用能促进新陈代谢，增强免疫力。紫甘蓝中的B族维生素和维生素C有助于缓解糖尿病并发症，对减轻糖尿病视网膜病变和肾病危害有很好的食疗效果。紫甘蓝中的丙醇二酸能有效阻止糖在人体内转化为脂肪。

每100克所含基础营养素

热量	19 千卡
蛋白质	1.2 克
脂肪	0.2 克
糖类	6.2 克
膳食纤维	3.0 克
交换份	500 克 / 份

● 防治并发症

紫甘蓝中的铁元素，能够提高血液的氧含量，提高机体对脂肪的代谢能力，升糖指数也很低，利于糖尿病并发高脂血症患者食用。紫甘蓝还含有丰富的花青素和维生素C，有抗氧化功能，有利于疾病的恢复。紫甘蓝含有丰富的硫元素，不仅能够杀虫止痒，还对皮肤瘙痒、湿疹等疾患具有一定疗效，提高糖尿病患者的抗感染能力，增强抵抗力。

● 健康吃法

紫甘蓝可以煮、炒、腌渍或做泡菜等，但最好的食用方法仍是凉拌，不仅口感清爽，营养也不会流失。紫甘蓝经过高温炒、煮后会掉色，导致营养物质的流失，可在加热操作前加入少量食醋。

● 最佳搭档

紫甘蓝+紫菜

糖尿病患者极易造成营养物质的流失，紫甘蓝与紫菜搭配能吸收到更高的营养，提高机体健康水平。

紫甘蓝+木耳

具有滋补、润燥、养血益胃、活血止血、润肺、润肠的作用。

凉拌紫甘蓝

🍅 材料
紫甘蓝200克，胡萝卜50克，香菜少许，酱油、香醋、盐、芝麻油各适量

🍜 做法
1. 紫甘蓝洗净切丝；胡萝卜洗净，去皮切成细丝；香菜切碎。
2. 紫甘蓝、胡萝卜丝装入碗中，撒少许香菜。
3. 加入酱油、香醋、盐、芝麻油搅拌均匀，装入盘中即可。

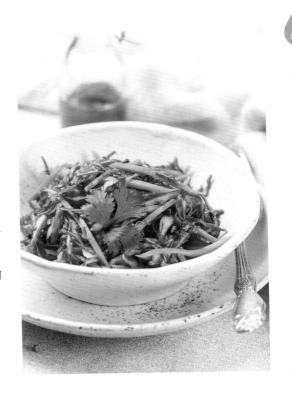

瘦肉炒紫甘蓝

🍅 材料
猪瘦肉50克，紫甘蓝、胡萝卜、西蓝花各100克，葱花、生抽、蚝油、料酒、食用油各少许

🍜 做法
1. 猪瘦肉切粗丝；紫甘蓝切丝；胡萝卜切片；西蓝花切成小朵备用。
2. 锅中加适量清水烧开，放入西蓝花焯至断生，捞出沥干。
3. 锅中加少许底油，放入猪肉丝，淋适量料酒炒香，放胡萝卜、西蓝花和紫甘蓝，加入生抽翻炒至食材熟软，加少许蚝油、撒葱花翻炒均匀即可。

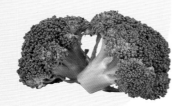

西蓝花

血糖
生成指数
——
低

● 降糖原理

　　降低血糖水平，保护胰岛细胞。西蓝花中的高含量纤维素能有效降低肠胃对葡萄糖的吸收，进而降低血糖，有效控制糖尿病的病情。且西蓝花中的硒可以起到保护和恢复胰岛功能的作用，有利于改善糖尿病的症状，降低尿中的葡萄糖和血红蛋白水平。

每100克所含基础营养素

热量	33.0 千卡
蛋白质	4.1 克
脂肪	0.6 克
糖类	4.3 克
膳食纤维	1.6 克
交换份	500 克 / 份

● 防治并发症

　　保护皮肤，降低胆固醇，提高免疫力。西蓝花中含有类黄酮，具有清理血管，阻止胆固醇氧化，防止血小板凝结的功效，可减少患糖尿病并发心脏病和高血压的危险。同时西蓝花中还含有丰富的抗坏血酸，能增强肝脏的解毒能力，提高机体免疫力。西蓝花中的维生素K还能保护皮肤，预防糖尿病合并皮肤病的发生。

● 健康吃法

　　西蓝花适合清炒或用水焯熟后凉拌或做沙拉。需要注意的是，西蓝花虽然营养丰富，但因为表面凹凸不平不易清洗，常有残留的农药，还容易生虫，吃之前宜将西蓝花放在盐水里浸泡几分钟，有助于去除残留农药。

● 最佳搭档

　　西蓝花+平菇

　　平菇中含有较多多糖成分，能提高机体免疫力，有助于防癌抗癌，西蓝花与平菇搭配能减少糖尿病并发症的发生。

　　西蓝花+大蒜

　　有提高记忆力、维护心血管健康、增强人体免疫力、延缓衰老、降脂降压、补肾填精、健脑壮骨和防癌抗癌等功效。

蒸香菇西蓝花

材料

香菇、西蓝花各100克，盐、鸡粉各2克，蚝油5克

做法

1. 香菇洗净切小块；西蓝花切成小朵，洗净，沿圈摆盘，将香菇摆在西蓝花中间。
2. 蒸锅加水烧开，放入西蓝花和香菇蒸5分钟。
3. 另起锅加少许清水，加入盐、鸡粉、蚝油搅匀烧开，淋在香菇和西蓝花上，再蒸3分钟即成。

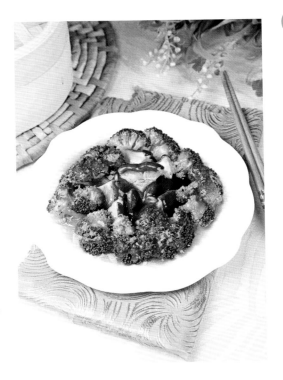

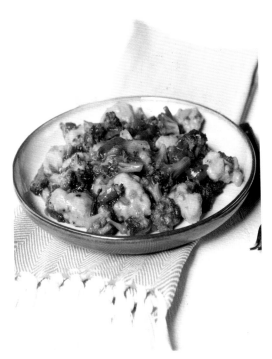

鸡胸肉炒西蓝花

材料

鸡胸肉100克，西蓝花200克，小米椒2根，蒜末、酱油、盐、淀粉、胡椒粉、食用油各适量

做法

1. 鸡胸肉切块，加适量酱油、胡椒粉、淀粉抓匀，腌15分钟；西蓝花洗净切成小朵；小米椒切段。
2. 热锅加少许底油，放入蒜末、小米椒爆香，放鸡胸肉翻炒至变白。
3. 放西蓝花翻炒，加少许清水，放盐、酱油翻炒至所有食材熟透即可。

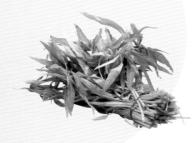

空心菜

血糖
生成指数
低

● 降糖原理

空心菜又称蕹菜，中医认为其性寒、味甘，可凉血止血、清热利湿，适用于痔疮、便血、虫蛇咬伤及饮食中毒等症。空心菜还可促进胃肠蠕动，降低血糖水平，是糖尿病患者的食疗佳品。空心菜中丰富的胡萝卜素和粗纤维能促进胃肠蠕动、通便解毒，延长胃排空时间，利于减少患者能量摄入，继而达到降低血糖的目的。

每100克所含基础营养素

热量	14.0 千卡
蛋白质	1.0 克
脂肪	0.1 克
糖类	2.8 克
膳食纤维	0.6 克
交换份	500 克 / 份

● 防治并发症

杀菌消炎，提高人体免疫力。空心菜中粗纤维含量丰富，其中果胶能使体内有毒物质加速排泄，木质素能提高免疫细胞吞食细菌的活力，杀菌消炎，提高糖尿病患者的免疫力，增强抗感染能力，且能预防肠癌的发生。其利尿作用能降低糖尿病肾病的发生。

● 健康吃法

空心菜性寒，脾虚泄泻者不宜多食。选购空心菜时，应选择颜色嫩绿、茎条均匀、无枯黄叶或病斑，无须根者为优。失水萎蔫、软烂、长出根的为次品，不宜购买。

● 最佳搭档

空心菜+豆腐干

空心菜和豆腐干同食，能为人体提供充足的能量，同时降低低血糖等并发症出现的风险。

空心菜+白萝卜

清热、止血、凉血，适合肺热咳嗽、鼻出血者食用。

蒜蓉空心菜

🥟 材料

空心菜300克，蒜末少许，盐、鸡粉各2克，食用油少许

🍲 做法

1. 空心菜洗净切成小段。
2. 用油起锅，放蒜末爆香，倒入空心菜，用大火翻炒至其变软。
3. 转中火，加入少许盐、鸡粉，快速翻炒至食材入味，装入盘中即成。

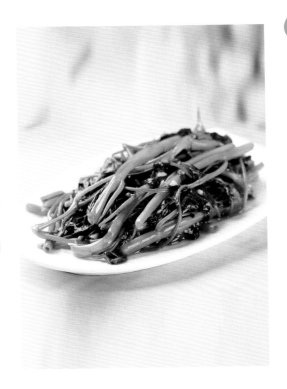

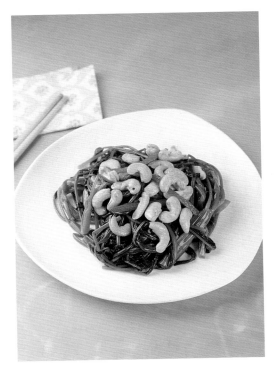

腰果炒空心菜

🥟 材料

空心菜100克，腰果70克，彩椒15克，蒜末少许，盐2克，白糖、鸡粉各3克，食用油适量

🍲 做法

1. 彩椒切细丝。
2. 热锅注油，烧至三成热，倒入腰果，小火炸约6分钟，至颜色金黄散出香味，捞出沥干油。
3. 用油起锅，倒入蒜末爆香，倒入空心菜、彩椒丝翻炒，转小火，加入少许盐、白糖、鸡粉，装盘，撒上炸好的腰果即成。

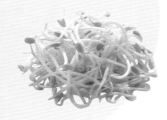

豆芽

血糖生成指数 低

降糖原理

　　豆芽中除了含有在发芽过程中生成的维生素C以外，还含有原来豆中所含有的优质植物性蛋白和维生素B$_1$、维生素B$_2$、钙、钾、磷、铁等。豆芽中含有大量的维生素C可促进胆固醇排泄，防止其在动脉内壁沉积。豆芽含有的维生素B$_1$可以促进肝糖原的合成，并促进胰岛素的分泌，从而降低餐后血糖。同时富含优质蛋白质，可以为糖尿病患者提供充分的能量供应，避免人体因能量不足发生酮症酸中毒。

每100克所含基础营养素

热量	34 千卡
蛋白质	4.0 克
脂肪	0.8 克
糖类	4.6 克
膳食纤维	1.9 克
交换份	500 克 / 份

防治并发症

　　豆芽味甘性凉，入脾、大肠经，具有清热明目、补气养血的功效。豆芽中还含有不饱和脂肪酸，可降低血胆固醇和低密度、极低密度脂蛋白的含量，预防动脉粥样硬化的发生。

健康吃法

　　豆芽气味清香，适于做汤、清炒，烹调的时候少放盐及含盐的调味料，如果是日常食用，最好搭配一些肉蛋类补足所需能量，如猪瘦肉、鸡胸肉等高蛋白、低脂肪的肉类，与豆芽搭配都很适合糖尿病患者食用。

最佳搭档

豆芽+豆腐

　　豆腐中含优质的植物蛋白，易消化吸收，特别适合糖尿病患者食用，两者同食，可补充患者营养。

豆芽+韭菜

　　具有清热明目、补气养血、防止牙龈出血、心血管硬化及降低胆固醇等功效。

胡萝卜丝炒豆芽

🍅 材料
胡萝卜80克，黄豆芽70克，蒜末少许，
盐、鸡粉各2克，食用油适量

🍚 做法
1.胡萝卜洗净去皮，切丝。
2.锅中注油烧热，倒入蒜末爆香，倒入
　胡萝卜丝和黄豆芽，大火快炒片刻。
3.加入鸡粉、盐翻炒均匀，至食材彻底
　熟透，盛出装盘即可。

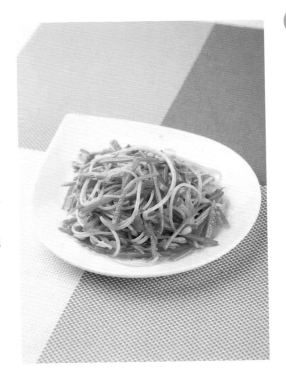

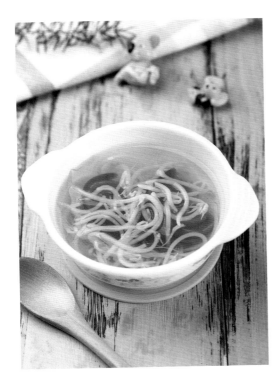

西红柿豆芽汤

🍅 材料
西红柿100克，豆芽50克，盐、食用油
各适量

🍚 做法
1.西红柿洗净切成瓣。
2.锅中加少许底油，放入西红柿翻炒至
　出汁，放入豆芽煮至熟软。
3.加少许盐搅拌匀，关火后将煮好的汤
　料盛入碗中即可。

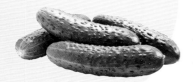

黄瓜

血糖
生成指数
23

降糖原理

黄瓜代谢过程不依赖胰岛素。黄瓜中所含的葡萄糖苷、果糖等不参与通常的糖代谢，糖尿病患者还可利用黄瓜代替淀粉类食物充饥，黄瓜中果糖的血糖生成指数较低，且果糖在人体内的代谢不依赖于胰岛素，能被直接消化吸收。

每100克所含基础营养素

热量	15.0 千卡
蛋白质	0.8 克
脂肪	0.2 克
糖类	2.9 克
膳食纤维	0.5 克
交换份	500 克 / 份

防治并发症

促进排泄，降低血脂、血压。黄瓜中所含的纤维素能促进肠内腐败食物排泄，而所含的丙醇、乙醇和丙醇二酸还能抑制糖类转化为脂肪，对肥胖者和高血压、高脂血症患者有利。

健康吃法

黄瓜含糖量在5%以下，很多人喜欢凉拌或者直接生吃，对于血糖控制情况不佳的糖尿病患者，可以暂时替代水果食用。且肥胖、高血压和高脂血症并发症患者也可常吃。

但是蔬菜和水果的营养价值是不同的，水果中含有维生素和可溶性膳食纤维，而蔬菜含有的则是微量元素、矿物质和不溶性膳食纤维，相比较而言，黄瓜降糖效果肯定更好，但是长期大量食用则会因为不好消化影响胃肠道正常运作，也会影响维生素C的摄入以及很多其他营养成分的流失。此外黄瓜性凉，脾胃虚弱、腹痛腹泻、肺寒咳嗽者应少吃，严重者可能会引发腹泻。

最佳搭档

黄瓜+猪瘦肉

两者搭配在一起有清热解毒的功效，有助于治疗便秘。

土豆黄瓜饼

🐰 材料

土豆250克，黄瓜200克，小麦面粉150克，生抽5毫升，盐、鸡粉、食用油各适量

🍚 做法

1. 洗净去皮的土豆切丝；黄瓜切丝；取个大碗，倒入小麦面粉、黄瓜丝、土豆丝，注入清水，加入少许生抽、盐、鸡粉，搅拌均匀制成面糊。
2. 不粘锅注少许油烧热，倒入面糊，将面饼煎至熟透，两面呈现金黄色。
3. 将饼盛出放凉，切成三角状，装入盘中即可食用。

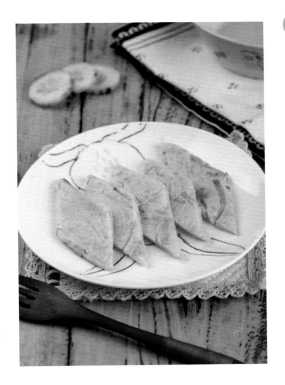

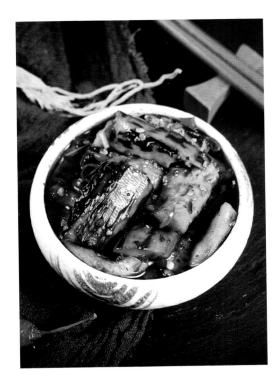

凉拌黄瓜

🐰 材料

黄瓜200克，盐3克，白糖10克，蚝油15克，陈醋15毫升，蒜蓉辣酱10克，芝麻油适量

🍚 做法

1. 洗净的黄瓜用刀面拍松，将黄瓜切成条，再切成块，装入盘中，放入盐、芝麻油、白糖，再放入蚝油、陈醋，加入蒜蓉辣酱，搅拌匀。
2. 用保鲜膜将黄瓜封好，放入冰箱冷藏15~20分钟后取出。
3. 去除保鲜膜，即可食用。

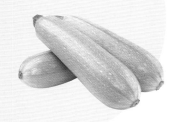

西葫芦

血糖
生成指数
——
低

降糖原理

　　清除自由基，提高胰岛细胞活性。糖尿病并发脑细血管疾病时，自由基上升是其重要原因，西葫芦中的维生素C和维生素E具有清除自由基的作用，从而保护胰岛细胞不受损害，降低患病风险。另外西葫芦含热量低，可减轻糖尿病患者消化压力。

每100克所含基础营养素

热量	23 千卡
蛋白质	2.7 克
脂肪	0.2 克
糖类	4.3 克
膳食纤维	1.6 克
交换份	500 克 / 份

防治并发症

　　提高机体免疫力。西葫芦含有一种干扰素的诱生剂，可刺激机体产生干扰素，提高机体免疫力，发挥抗病毒和肿瘤的作用。西葫芦含有较多水分、维生素等，适合糖尿病并发口腔溃疡、牙周疾病、水肿、肾炎等患者食用。

健康吃法

　　一般人群均可食用，脾胃虚寒的人应少吃。表面晦暗、有凹陷或失水的为较老的西葫芦，食用口感不佳，不宜食用。烹调时不宜煮得太烂，否则营养容易流失。西葫芦在烹调时可放入适量的醋，增加口感。

最佳搭档

西葫芦+豆腐

　　豆腐含有丰富的蛋白质，与西葫芦同食可以补充糖尿病患者的优质蛋白质，且降低脂肪的摄入，利于糖尿病引发的高脂血症患者食用。

西葫芦+木耳

　　西葫芦具有清热利尿、除烦止渴、润肺止咳、消肿散结的功效。

西葫芦+洋葱

　　二者搭配食用可调节、增强免疫力。

西葫芦炒木耳

材料

西葫芦100克，水发木耳70克，红椒、蒜末各少许，盐3克，蚝油10克，料酒5毫升，食用油适量

做法

1. 将洗净的木耳切小块；西葫芦洗净切片。
2. 锅中注入适量清水烧开，加入木耳煮约半分钟，至其断生，捞出沥水待用。
3. 用油起锅，放入红椒、蒜末爆香，放木耳和西葫芦，快速炒匀，淋入少许料酒炒匀提味，加入少许盐、蚝油炒匀调味，用中火翻炒至食材熟透即可。

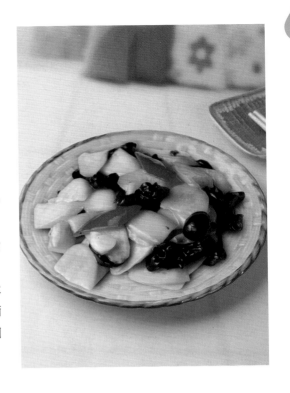

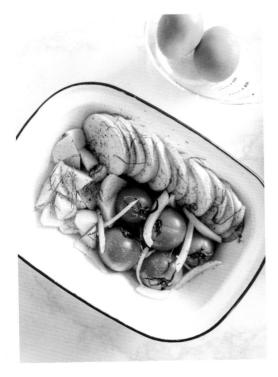

意式烤蔬菜

材料

土豆100克，小西红柿、西葫芦各150克，洋葱、茴香、黑胡椒粉、海盐、辣椒粉各适量

做法

1. 将土豆去皮切大块；小西红柿洗净；洋葱切块；西葫芦切圆片；茴香撕碎备用。
2. 将蔬菜摆入烤盘中，均匀撒上黑胡椒粉、海盐、辣椒粉。
3. 烤箱设置200℃，预热10分钟，放入装有蔬菜的烤盘，烘烤至蔬菜表面焦黄即可。

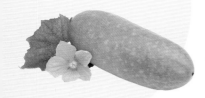

冬瓜

血糖
生成指数
低

● 降糖原理

　　促进胃肠蠕动，稳定血糖。冬瓜含有丰富的膳食纤维，可以减缓主食中的糖类在肠道中消化、吸收的速度，减少脂肪的吸收，并促进胃肠蠕动、加速代谢废物的排出，对稳定糖尿病患者餐后血糖和控制体重都有很好的辅助效果。冬瓜中所含的丙醇二酸，能有效地抑制糖类转化为脂肪，有效降低血糖水平。

每100克所含基础营养素

热量	22 千卡
蛋白质	0.7 克
脂肪	0.1 克
糖类	5.3 克
膳食纤维	0.8 克
交换份	500 克 / 份

● 防治并发症

　　降低血脂和胆固醇水平。冬瓜为高钾低钠食物，对糖尿病合并高血压、高脂血症及肾病者有较好的辅助作用。其中的粗纤维还能刺激胃肠道蠕动，使肠道堆积的致癌物质尽快排出体外，降低体内胆固醇，降血脂，防止动脉粥样硬化。

● 健康吃法

　　适宜肾病、水肿、高血压、糖尿病、动脉硬化、冠心病、肥胖者多食；冬瓜性寒凉，脾胃虚弱、肾脏虚寒、久病滑泄、阳虚肢冷者忌食。烹饪时要注意搭配，可与牛肉，或加蒜、姜、洋葱、豆豉等偏温配料同炒；炖汤可以加入骨头和性温的生姜、葱白都能起到制约寒性的作用。

● 最佳搭档

冬瓜+赤小豆

　　冬瓜与赤小豆搭配可消除全身水肿，有利于缓解糖尿病引发的身体水肿。

冬瓜+平菇

　　同吃有清痰、清热解毒的作用。

芥蓝炒冬瓜

🍅 材料

芥蓝80克，冬瓜100克，胡萝卜40克，
木耳35克，姜片、蒜末、葱段各少许，
盐、鸡粉、料酒、食用油各适量

🍲 做法

1. 胡萝卜切片；木耳撕成小朵；冬瓜切
   片；芥蓝切成段。
2. 用油起锅，放入姜片、蒜末、葱段爆
   香，倒入所有食材翻炒至熟软。
3. 放入适量盐、鸡粉，淋入料酒炒匀，
   将炒好的菜盛出，装入盘中即可。

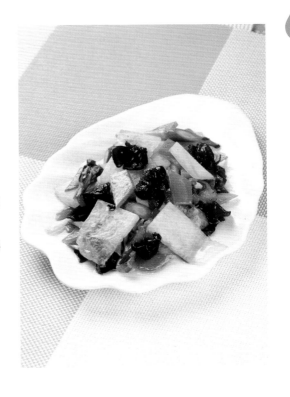

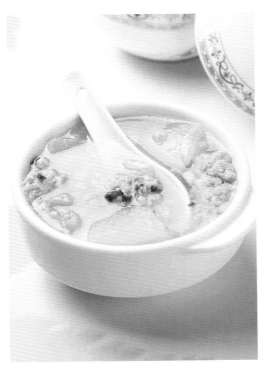

肉丸冬瓜汤

🍅 材料

冬瓜500克，猪肉末250克，葱花10克，
盐3克，鸡粉2克，淀粉10克

🍲 做法

1. 洗净的冬瓜切小块；猪肉末装碗，倒
   入盐、鸡粉、淀粉拌匀，腌渍10分钟
   至入味后捏成肉丸，装碗待用。
2. 锅中注水烧开，放入丸子和切好的冬
   瓜，加盖煮20分钟至食材熟软入味。
3. 撒入葱花，搅拌均匀，将煮好的汤装
   碗即可。

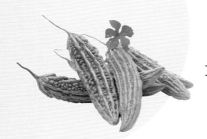

苦瓜

血糖
生成指数
24

● 降糖原理

改善葡萄糖耐量，降低血糖。多肽-P俗称"苦瓜植物胰岛素"，是苦瓜中特有的一种降糖活性成分，它能降低糖尿病肥胖者的血糖，改善葡萄糖耐量，降低血清中胰岛素的浓度，升高肝脏和肌肉中糖原的含量，从而稳定血糖水平。

每100克所含基础营养素

热量	20 千卡
蛋白质	1 克
脂肪	0.2 克
糖类	4.2 克
膳食纤维	0.6 克
交换份	500 克 / 份

● 防治并发症

促进脂肪代谢，提高机体免疫力。苦瓜中含有丰富的苦味苷和苦味素，苦瓜素被誉为"脂肪杀手"，可以减少机体脂肪和多糖堆积。苦瓜还含有一种蛋白脂类物质，能刺激和增强动物体内免疫细胞吞食癌细胞的能力，与物碱中的奎宁一起在体内发挥抗癌作用。

● 健康吃法

苦瓜虽然降糖，但并不能代替药物或胰岛素，不可一次吃得太多。苦瓜熟食性温，生食性寒，因此脾虚胃寒者不宜生吃。适宜肾病、水肿、癌症、脚气病、高血压、糖尿病、动脉硬化、冠心病、肥胖以及缺乏维生素C者多食。

● 最佳搭档

苦瓜+茄子

苦瓜与茄子搭配对缓解心血管疾病有良好功效，能促进血液流通，降低糖尿病并发高血压、高脂血症等疾病的发生概率。

苦瓜+鸡蛋

苦瓜搭配鸡蛋有清热解毒、增进食欲、助消化的功效。

苦瓜牛柳

🍅 材料

牛肉80克，苦瓜120克，姜片、蒜片、葱段各少许，朝天椒、豆豉、盐、鸡粉、胡椒粉、料酒、食用油各适量

🍲 做法

1. 朝天椒斜刀切圈；苦瓜去籽切成短条；牛肉切条。
2. 牛肉加适量盐、鸡粉、胡椒粉、料酒，抓匀腌10分钟。
3. 热锅注油烧热，放葱段、姜片、蒜片、朝天椒、豆豉爆香；倒入牛肉炒散，放苦瓜，注入适量清水翻炒，加盐、鸡粉炒匀调味即可。

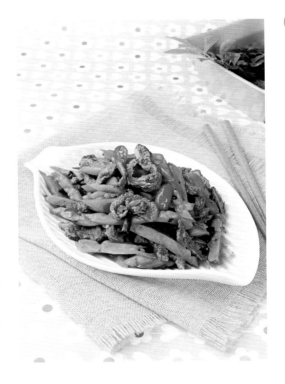

玉竹苦瓜排骨汤

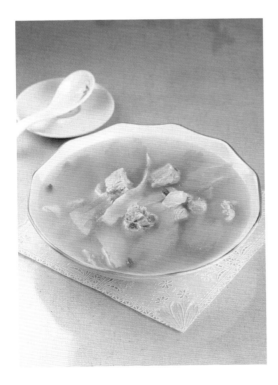

🍅 材料

排骨段300克，苦瓜250克，玉竹20克，盐、鸡粉各2克，料酒6毫升

🍲 做法

1. 苦瓜去瓤切片；排骨汆水备用。
2. 锅中注水烧开，倒入排骨段、玉竹，淋少许料酒，加盖烧开后用小火炖煮25分钟至排骨熟软。
3. 倒入苦瓜片，小火续煮10分钟至食材熟透，加入少许盐、鸡粉搅匀调味，关火后盛出煮好的排骨汤，装入汤碗中即成。

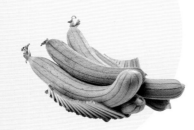

丝瓜

血糖
生成指数
低

降糖原理

维护肠道健康，降低血糖。丝瓜所含的木聚糖经过水解后可形成肠道益生元低聚木糖，可维护肠道健康，增强饱腹感，利于糖尿病患者减少能量的摄入。丝瓜中所含的瓜氨酸是一种 α–氨基酸，在提高免疫系统功能的同时，可维持正常的血糖水平。

每100克所含基础营养素

热量	20 千卡
蛋白质	1 克
脂肪	0.2 克
糖类	4.2 克
膳食纤维	0.6 克
交换份	500 克 / 份

防治并发症

提高抗氧化能力，增强机体免疫力。丝瓜中维生素C含量较高，维生素C是强抗氧化剂，能够保护胰岛细胞不受损害。丝瓜属于低热量、高钾低钠的食品，对于糖尿病患者预防及治疗高脂血症、冠心病及各种心脑血管并发症有一定帮助。

健康吃法

丝瓜性凉，多食易致泄泻，脾胃虚寒者严重腹泻时不宜食用；阳痿者也不宜多食丝瓜，尤其不宜多食丝瓜皮，以免引起滑精。月经不调者，身体疲乏、痰喘咳嗽、产后乳汁不通的妇女适宜多吃丝瓜。

最佳搭档

丝瓜+虾米

虾中含丰富的钙，与丝瓜同食具有润肺、补肾、美肤的功效，且能降低糖尿病并发肾病的风险。

丝瓜+鸡蛋

两者搭配不仅味道鲜美，而且营养丰富，可以起到润肺、补肾的作用。

丝瓜+鲫鱼

两者搭配能够清热、利肠。

肉末蒸丝瓜

🥘 材料

猪瘦肉末50克，丝瓜150克，葱花、盐、鸡粉、老抽各少许，生抽、料酒各2毫升，食用油适量

🍲 做法

1. 将丝瓜洗净去皮，切成棋子状的小段，码入盘中备用。
2. 用油起锅，倒入肉末，翻炒变色，淋入少许料酒、生抽、老抽翻炒均匀，加鸡粉、盐炒匀调味。
3. 将肉末在丝瓜上均匀铺开，上锅大火蒸约5分钟，取出趁热撒上葱花即成。

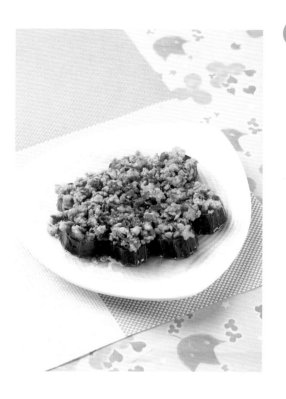

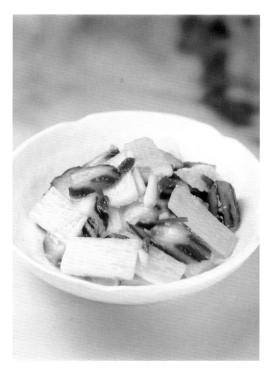

丝瓜炒山药

🥘 材料

丝瓜120克，山药100克，枸杞10克，蒜末、葱段各少许，盐3克，鸡粉2克，水淀粉5毫升，食用油适量

🍲 做法

1. 丝瓜切小块；山药去皮切成片。
2. 用油起锅，放入蒜末、葱段爆香，倒入丝瓜、山药翻炒匀，加少许清水，加盖焖一会至食材熟透。
3. 加入少许鸡粉、盐，炒匀调味，淋入适量水淀粉，快速炒匀至食材熟透，关火装入盘中即成。

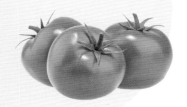

西红柿

血糖
生成指数
15

降糖原理

降脂降糖，提高免疫功能。西红柿中含有的番茄红素具有抗氧化作用，能激活、修复受损衰老的胰岛β细胞，提高胰岛素受体的敏感性，安全降糖。其富含的维生素A、维生素C、维生素B_1、维生素B_2，能提高糖尿病患者免疫功能。

每100克所含基础营养素

热量	19 千卡
蛋白质	0.9 克
脂肪	0.2 克
糖类	4 克
膳食纤维	0.5 克
交换份	500 克 / 份

防治并发症

降压利尿，预防血管硬化。西红柿中含有的果酸，能降低胆固醇的含量，有利于保持血管壁的弹性。其中的类黄酮，既能降低毛细血管的通透性，防止其破裂，还对预防动脉硬化、高血压和冠心病有一定帮助。所含有矿物质，有降压、利尿的功效，对高血压、肾脏病有良好的辅助治疗作用。

健康吃法

未成熟的西红柿含有大量有毒的生物碱，多食易发生中毒，出现恶心、呕吐等症状，严重者还会危及生命，故不要食用未成熟的西红柿。同时西红柿也不宜空腹吃，因其含有大量可溶性收敛剂等成分，与胃酸结合易形成不溶于水的块状物，食之往往引起腹痛。

最佳搭档

西红柿+芹菜

同食有利于降血压、降血脂、健胃消食，改善消化系统功能，预防糖尿病并发症。

西红柿+茭白

同食可以清热解毒、利尿降压。

西红柿干烧虾仁

🦐 材料

虾仁200克，西红柿1个，姜末、蒜末、葱花各少许，生抽、蜂蜜、梅子醋各3毫升，辣椒酱10毫升，淀粉、盐、食用油各适量

🍲 做法

1. 洗净的西红柿切丁；处理干净的虾仁加淀粉拌匀待用。

2. 锅内加适量油烧热，倒入虾仁煎炒2分钟至虾仁转色，装盘待用。

3. 锅中倒入蒜末、姜末炒香，倒入西红柿炒至熟软，加少许清水和辣椒酱、梅子醋、生抽、蜂蜜稍拌，倒入虾仁炒匀，加盐调味，撒葱花翻炒即可。

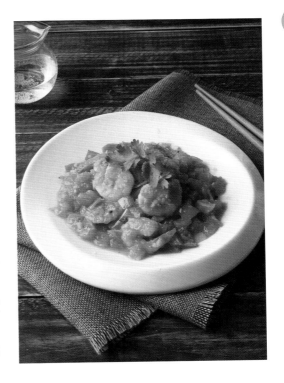

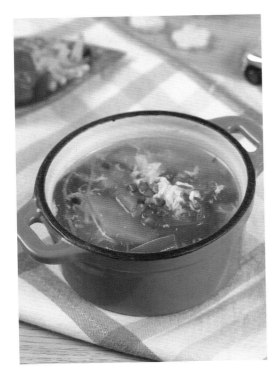

胡萝卜西红柿汤

🦐 材料

胡萝卜30克，西红柿120克，鸡蛋1个，姜丝、葱花各少许，盐少许，鸡粉2克，食用油适量

🍲 做法

1. 胡萝卜去皮切薄片；西红柿切片；鸡蛋打成蛋液待用。

2. 锅中加少许底油烧热，放姜丝爆香，倒入胡萝卜、西红柿翻炒，注入适量清水，盖上锅盖中火煮3分钟，加入适量盐、鸡粉，搅拌均匀。

3. 缓慢倒入蛋液，边倒边搅拌，至蛋花成形浮起，撒上葱花即可。

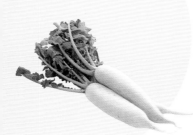

白萝卜 <small>血糖生成指数 低</small>

● 降糖原理

　　增加饱腹感，减少食物摄入量。白萝卜中富含的膳食纤维能促进肠道蠕动，预防便秘，增强机体饱腹感，减少食物的摄入量，维持血糖的稳定。其中的淀粉酶能分解食物中的淀粉和脂肪，促进对营养素的吸收。白萝卜中丰富的维生素C有助于增强机体免疫功能，提高抗病能力。

每100克所含基础营养素

热量	21 千卡
蛋白质	0.9 克
脂肪	0.1 克
糖类	5 克
膳食纤维	1 克
交换份	400 克 / 份

● 防治并发症

　　增强机体免疫力，降低血压、血脂。白萝卜含有木质素，能提高免疫细胞活力，还能与矿物质锌共同作用提高机体免疫力，并具有吞噬癌细胞的作用。吃白萝卜可降血脂、软化血管、稳定血压，预防心脏病、动脉硬化、胆结石等疾病。白萝卜含钙量较高，是机体补钙的好来源，补钙有助于改善糖尿病患者的骨质疏松症。

● 健康吃法

　　白萝卜性偏寒凉而滑肠，脾虚泄泻者慎食或少食。患有胃溃疡、十二指肠溃疡、慢性胃炎、单纯甲状腺肿、先兆流产、子宫脱垂等患者忌吃。保存白萝卜最好能带泥存放，如果室内温度不太高，可放在阴凉通风处。

● 最佳搭档

白萝卜+胡萝卜

　　胡萝卜含有抗坏血酸酶，会破坏白萝卜中的维生素C，使两种萝卜的营养价值都大为降低。

白萝卜+羊肉

　　二者搭配不仅味道鲜美、营养丰富，而且还有补气血、益肾助阳、驱寒的功效，尤其适合冬季食用。

香菇白萝卜汤

🍲 材料

白萝卜块150克，香菇120克，葱花少许，鸡粉3克，盐、胡椒粉各2克

🍚 做法

1. 锅中注水烧开，放入洗净切好的白萝卜，倒入洗好切块的香菇拌匀。
2. 盖上盖，用大火煮约3分钟，揭盖，加盐、鸡粉、胡椒粉调味，拌煮片刻至食材入味。
3. 关火后盛出煮好的汤料，装入碗中，撒上葱花即可。

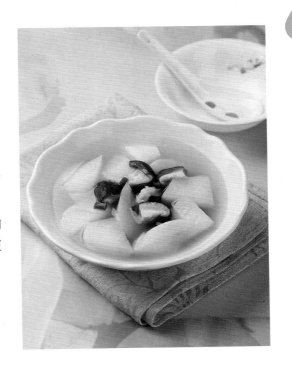

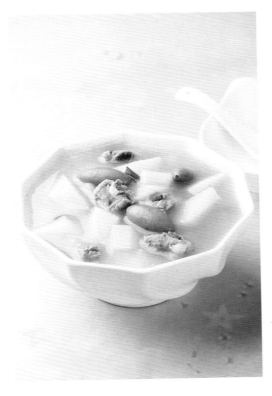

橄榄白萝卜排骨汤

🍲 材料

排骨段、白萝卜各300克，青橄榄25克，姜片、葱花各少许，盐、鸡粉各2克，料酒适量

🍚 做法

1. 白萝卜洗净去皮，切成小块；青橄榄拍破备用；排骨放入冷水锅中煮去血沫，捞出冲净备用。
2. 砂锅中注入适量清水，倒入排骨、青橄榄、姜片，淋入少许料酒，加盖烧开后用小火煮1小时至食材熟软。
3. 放入白萝卜块，小火煮20分钟至食材熟透，加入少许盐、鸡粉调味，撒入葱花即成。

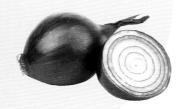

洋葱

血糖生成指数 30

● 降糖原理

降低血液黏度，增强细胞活力。洋葱中的前列腺素A能扩张血管、降低血液黏度，减少外周血管和增加冠状动脉的血流量，预防血栓形成，减少患心血管并发症的风险。洋葱含有抗氧剂硒元素，能增强细胞活力和代谢能力，提高糖尿病患者的抵抗力。

每100克所含基础营养素

热量	21 千卡
蛋白质	0.9 克
脂肪	0.1 克
糖类	5 克
膳食纤维	1 克
交换份	500 克 / 份

● 防治并发症

促进消化，降低胆固醇含量。洋葱营养丰富，刺激胃、肠及消化腺分泌，促进消化。洋葱精油中含有可降低胆固醇的含硫化合物的混合物。对预防糖尿病并发高脂血症有积极的食疗作用。

● 健康吃法

特别适宜高血压、高脂血症、动脉硬化等心血管疾病、糖尿病、癌症、急慢性肠炎、痢疾患者以及消化不良者。皮肤瘙痒性疾病、患有眼疾以及胃病、肺胃发炎者少吃。同时洋葱辛温，热病患者应慎食。洋葱一次不宜食用过多，容易引起目糊和发热。

● 最佳搭档

洋葱+苦瓜

洋葱与苦瓜同食能够提高人体的免疫力，加强糖尿病患者的抗感染能力，减少并发症的发生。

洋葱+猪肝

猪肝中铁质、维生素A、维生素B_2极其丰富，加上洋葱可以抑制胆固醇升高，既有利于减肥，又可补铁，预防和纠正缺铁性贫血。

莴笋洋葱炒百合

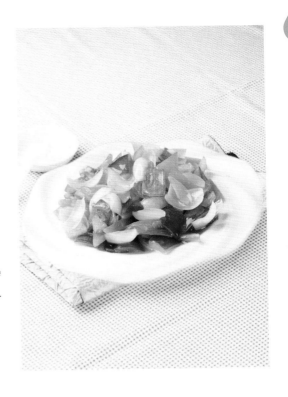

🍅 材料

莴笋150克，洋葱80克，百合60克，盐3克，鸡粉、芝麻油、食用油各适量

🍲 做法

1. 洋葱切成小块；莴笋去皮切片。
2. 用油起锅，放入洋葱块，用大火炒出香味，再倒入莴笋片和百合炒匀，加入少许盐、鸡粉，炒匀调味。
3. 淋入少许芝麻油快速翻炒至食材熟软、入味，关火后将炒好的食材盛入盘中即成。

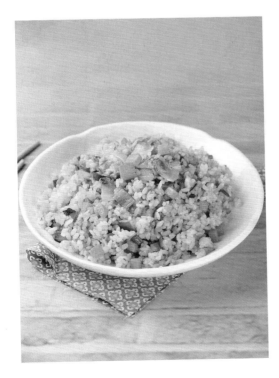

蛤蜊洋葱炒饭

🍅 材料

蛤蜊肉、洋葱各50克，鲜香菇、胡萝卜、彩椒各40克，糙米饭100克，盐、鸡粉各2克，胡椒粉少许，芝麻油2毫升，食用油适量

🍲 做法

1. 胡萝卜去皮切成粒；香菇、彩椒、洋葱分别切粒。
2. 用油起锅，倒入彩椒、洋葱，炒出香味，倒入糙米饭炒松散，加入蛤蜊肉、胡萝卜和香菇，翻炒匀。
3. 加入适量盐、鸡粉，炒匀调味，放入少许胡椒粉、芝麻油翻炒均匀即可。

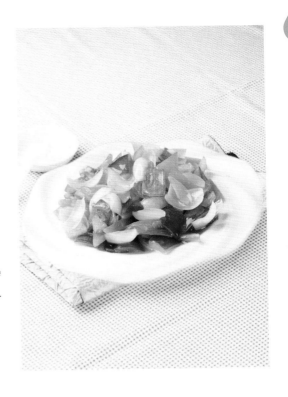

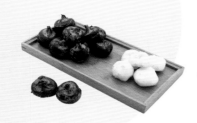

马蹄

血糖
生成指数
低

● 降糖原理

调节酸碱平衡，促进糖类代谢。马蹄所含磷是根茎类蔬菜中比较高的，可促进体内糖类、脂肪、蛋白质三大物质的代谢，调节酸碱平衡。马蹄富含丰富的B族维生素、维生素C，可以促进人体代谢，有助于糖尿病患者维持正常生理功能。

每100克所含基础营养素

热量	59 千卡
蛋白质	1.2 克
脂肪	0.2 克
糖类	14.2 克
膳食纤维	1.1 克
交换份	150 克 / 份

● 防治并发症

降低血压，润肠通便。其中所含的名为"荸荠英"的物质，对降低血压有一定效果。其质嫩多汁，可有效缓解糖尿病患者的口渴症状。马蹄所含的粗纤维增加了润肠通便的作用，有利于糖尿病患者缓解便秘症状。

● 健康吃法

因为马蹄生长在泥中，外皮和内部都有可能附着较多的细菌和寄生虫，所以一定要洗净煮透后方可食用，不宜生吃。烦热口渴、咽干燥痛、消化不良者宜食用马蹄；由于马蹄性寒，月经期间忌食，脾肾虚寒及血虚者应慎食。

● 最佳搭档

马蹄+香菇

香菇有降血压、降血脂的功效。二者搭配同食，对原发性高血压、高脂血症、冠心病及糖尿病等病患者具有辅助治疗作用。

马蹄+核桃

同食帮助食物消化。

马蹄+胡萝卜

同食具有清热、润肺的功效。

鸡胸肉马蹄炒饭

材料

隔夜米饭100克，鸡胸肉、马蹄、西蓝花各50克，胡萝卜30克，盐、酱油、鸡粉、水淀粉、葱花、蒜末、食用油各适量

做法

1. 隔夜米饭捣散；马蹄去皮切片；西蓝花切小朵；胡萝卜切小丁；鸡胸肉切片，加酱油、水淀粉抓匀腌15分钟。

2. 热锅加少许油烧热，放蒜末爆香，放鸡胸肉翻炒至变色，放胡萝卜、西蓝花、马蹄翻炒。

3. 放入米饭炒散，加盐、酱油、鸡粉，翻炒均匀，撒葱花翻炒均匀即可。

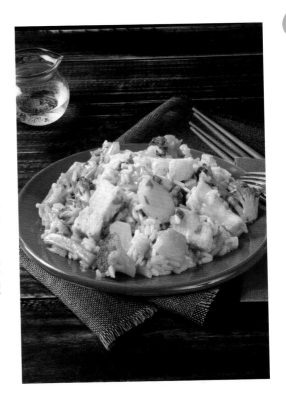

马蹄银耳汤

材料

马蹄100克，水发银耳120克，代糖适量

做法

1. 马蹄洗净去皮、切片；银耳切小块。

2. 砂锅中倒入适量清水烧开，放入银耳，倒入马蹄，加盖用小火煮30分钟。

3. 放入适量代糖搅拌至完全溶化，将煮好的甜汤盛出，装入碗中即可。

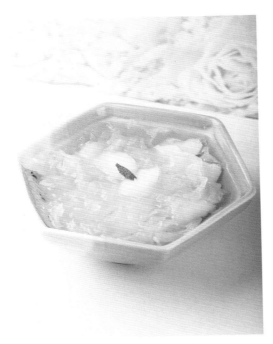

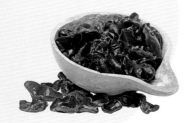

木耳

血糖
生成指数
低

降糖原理

降低血脂血糖，修复受损胰岛细胞。黑木耳含木耳多糖，具有降血糖、降血脂的功效，同时能修复受损胰岛细胞，补充所需能量。所含的钾元素，对糖尿病合并高血压患者有很好的疗效。

每100克所含基础营养素	
热量	21 千卡
蛋白质	1.5 克
脂肪	0.2 克
糖类	6.0 克
膳食纤维	2.6 克
交换份	300 克 / 份

防治并发症

防治动脉硬化，促进新陈代谢。黑木耳含有丰富的维生素K，能减少血液凝块，预防血栓的形成，减轻动脉硬化的症状。其丰富的植物胶原成分，具有较强的吸附作用，能起到清理消化道、清胃涤肠的作用，有助于糖尿病合并便秘的患者食用。

健康吃法

新鲜的黑木耳中含有引起日光性皮炎的一种物质，因此新鲜黑木耳不宜食用。另外最好的清洗方法是使用盐水冲洗，但不能在水中浸泡过长时间，否则会造成木耳内的维生素流失，使营养价值降低。

最佳搭档

黑木耳+豇豆

豇豆具有解渴健脾、补肾止泻、益气生津的功效，豇豆和木耳一起吃对高血压、高脂血症、糖尿病、心血管病有预防作用。

黑木耳+蒜薹

两者同食有益养胃润肺、凉血止血、降脂减肥等功效。

黑木耳+莴笋

两者同食有益气、养胃润肺、降脂减肥及降血压的作用。

木耳烩豆腐

材料
豆腐200克，木耳50克，蒜末、葱花各少许，盐3克，鸡粉2克，生抽、老抽、料酒、水淀粉、食用油各适量

做法
1. 豆腐切块；木耳切小块。
2. 用油起锅，放入蒜末爆香，倒入木耳炒匀，淋入适量料酒，炒香。
3. 加入少许清水，放入适量生抽，加入适量盐、鸡粉，淋入少许老抽，拌匀煮沸，放入焯煮过的豆腐搅匀，煮2分钟至熟，倒入适量水淀粉勾芡，撒上葱花、盛出装碗即可。

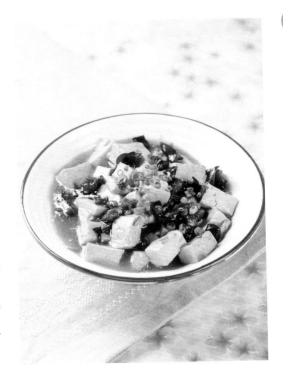

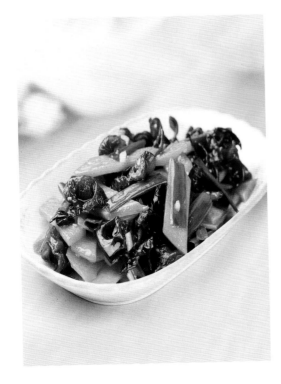

胡萝卜炒木耳

材料
胡萝卜100克，水发木耳70克，葱段、蒜末各少许，盐3克，鸡粉4克，蚝油10克，料酒5毫升，水淀粉、食用油各适量

做法
1. 木耳切小块；胡萝卜切片。
2. 用油起锅，放葱段、蒜末爆香，倒入木耳和胡萝卜，淋入少许料酒炒匀提味，放入适量蚝油，翻炒至食材八成熟。
3. 加入盐、鸡粉，炒匀调味，倒入适量水淀粉勾芡，撒上葱段，用中火翻炒至食材熟透即可。

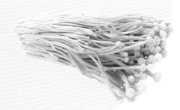

金针菇

血糖
生成指数
低

降糖原理

金针菇可延缓血糖上升，增加胰岛素敏感性。锌是胰脏制造胰岛素的必要元素，金针菇能补充人体所需的锌，延缓血糖值的上升，其所富含的18种氨基酸，在低糖的基础上可为糖尿病患者提供丰富的营养成分。

每100克所含基础营养素

热量	26 千卡
蛋白质	2.4 克
脂肪	0.4 克
糖类	6 克
膳食纤维	2.7 克
交换份	300 克 / 份

防治并发症

预防高脂血症，降低胆固醇含量。金针菇属于高钾低钠食品，能有效地增强人体的生物活性，降低胆固醇含量，促进体内新陈代谢，可防治高血压，减少心血管疾病的发生。

健康吃法

金针菇性寒，且富含高纤维，脾胃虚寒、慢性腹泻的人应少吃。另外，金针菇含有一种名为秋水仙碱的物质，宜在食用前用沸水进行焯烫，以免中毒。

最佳搭档

金针菇+西蓝花

金针菇中的活性物质与西蓝花中丰富的抗坏血酸，能增强机体对的解毒能力，提高机体免疫力。

金针菇+鸡肉

两者搭配在一起有助于补益气血。

金针菇+猪肚

两者搭配在一起有助于治疗消化不良。

西红柿金针菇肥牛

材料

肥牛卷200克，金针菇150克，西红柿、洋葱各半个，葱段、姜片、蒜片、干辣椒、盐、生抽、料酒、白糖、食用油各适量，蒜蓉辣酱15克

做法

1. 金针菇撕成小束；西红柿切块；洋葱切丝。锅底留油烧热，放葱段、蒜片爆香，加入肥牛卷、料酒、生抽翻炒至肥牛卷变白，盛出备用。

2. 锅底留油烧热，放洋葱、干辣椒、姜片、生抽、蒜蓉辣酱炒香，加西红柿、金针菇，加清水没过食材煮5~6分钟。

3. 加入白糖、盐和肥牛煮4-5分钟即可。

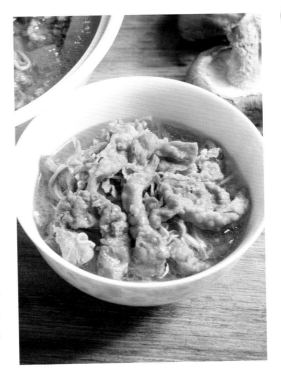

金针菇海带虾仁汤

材料

虾仁、金针菇、海带结各100克，浓汤宝半块，姜丝、食用油各适量，盐2克

做法

1. 金针菇切去根部，切段；虾仁去虾线。

2. 锅中加少许底油，放入姜丝爆香，放虾仁翻炒至卷起，加适量清水煮沸。

3. 放入金针菇、海带结、浓汤宝，煮至食材熟透，加少许盐调味即成。

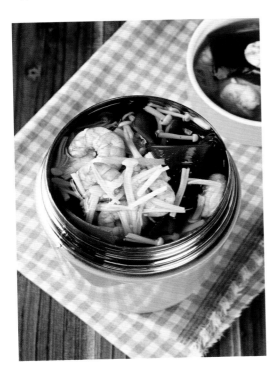

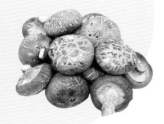

香菇

降糖原理

调节糖代谢，降低血糖。香菇多糖能提高辅助性T细胞的活力而增强人体体液免疫功能，调节糖代谢，改善糖耐量。其中所富含的钾，具有降血糖的功效，另外，香菇中的维生素与矿物质，还能促进人体新陈代谢，提高糖尿病患者免疫力。

每100克所含基础营养素	
热量	19 千卡
蛋白质	2.2 克
脂肪	0.3 克
糖类	5.2 克
膳食纤维	3.3 克
交换份	500 克 / 份

防治并发症

降低血脂，提高免疫力。香菇含有胆碱、酪氨酸、氧化酶，能起到降血压、降胆固醇、降血脂的作用，可预防动脉硬化、肝硬化等疾病。香菇还含有人体所需的8种氨基酸中的7种，并且菌体细胞液营养丰富，易于被人体吸收，有利于增强糖尿病患者的抵抗能力。

健康吃法

气虚头晕、贫血，自身抵抗力下降以及年老体弱者宜食；高脂血症、高血压病、糖尿病、肥胖者宜食。香菇为动风食物，顽固性皮肤瘙痒症患者忌食；脾胃寒湿气滞痛风患者忌食。无论是新鲜的香菇还是干货，在水中的浸泡时间都不宜过长，以免造成营养成分流失。

最佳搭档

香菇+鸡肉

两者一同食用，能为人体提供高质量、丰富的蛋白质。

香菇+莴笋

莴笋与香菇搭配食用，有利尿通便、降血脂、降血压的功效，适用于慢性肾炎、习惯性便秘、高血压病、高脂血症。

栗焖香菇

02
吃对食物，控糖、降糖其实很简单

🍲 材料

板栗200克，鲜香菇40克，胡萝卜50克，盐、鸡粉、白糖各1克，生抽、料酒、水淀粉各5毫升，食用油适量

🍲 做法

1. 板栗去皮对半切开；香菇切小块；胡萝卜切滚刀块。
2. 用油起锅，倒入板栗、香菇、胡萝卜，将食材翻炒均匀，加入生抽、料酒，炒匀，注入200毫升左右的清水，加入盐、鸡粉、白糖充分拌匀。
3. 加盖，用大火煮开后转小火焖15分钟使其入味，揭盖，用水淀粉勾芡即可。

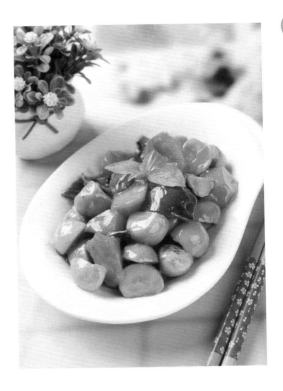

干贝香菇蒸豆腐

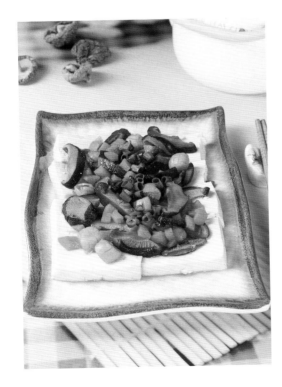

🍲 材料

豆腐250克，香菇100克，干贝40克，胡萝卜80克，葱花少许，盐、鸡粉各2克，生抽、料酒、食用油各适量

🍲 做法

1. 香菇切粗条；胡萝卜切粒；豆腐切成块摆入蒸盘待用。
2. 热锅注油烧热，倒入香菇、胡萝卜翻炒匀，倒入干贝，注入少许清水，淋生抽、料酒，加入些许盐、鸡粉，炒匀调味，大火收汁，铺在豆腐上。
3. 将豆腐入锅大火蒸8分钟，取出撒上葱花，拌匀即可食用。

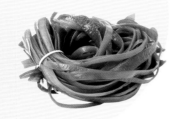

海带

血糖
生成指数
低

● 降糖原理

有助于延缓胃排空，稳定血糖水平。海带中富含岩藻多糖，能延缓胃排空和食物通过小肠的时间，维持患者餐后的血糖值。碘有类激素样作用，能促进胰岛素的分泌，发挥降糖作用；钙质能促进胰腺 β 细胞分泌胰岛素，提高降糖效果。

每100克所含基础营养素

热量	12 千卡
蛋白质	1.2 克
脂肪	0.1 克
糖类	2.1 克
膳食纤维	0.5 克
交换份	500 克 / 份

● 防治并发症

预防心血管疾病，调节血压、血脂。海带中含有大量的多不饱和脂肪酸EPA，能够降低血液黏度，降低血管硬化。海带中含有的钾、钙等多种矿物元素可降低人体对胆固醇的吸收，同时膳食纤维能有效促进胆固醇的排泄，发挥降低血压、血脂的功效。

● 健康吃法

适用于高血压、高脂血症患者食用，尤其适用于缺碘人群、甲腺肿大者。孕妇及乳母应少食，甲亢患者不宜食用。海带虽然对糖尿病患者有益，但是不能长期将海带当作主食，会摄入过多碘，对身体健康产生不良影响。

● 最佳搭档

海带+豆腐

海带含碘丰富，能够中和豆腐中的"皂角苷"引起的碘缺乏。将两种食物搭配一起可以起到互补作用。另外，海带和豆腐都有阻碍人体吸收尼古丁的功能，帮助身体排出毒素。

海带+冬瓜

海带搭配冬瓜，有利尿消肿、润肠的食疗作用。尤其夏季将这两种食物搭配食用，不仅能消暑，还有助于降糖、降血脂、减肥瘦身。

海带排骨汤

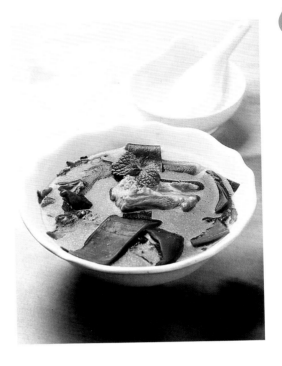

🥟 材料
排骨260克，水发海带100克，姜片4克，盐3克，鸡粉2克，料酒5毫升

🍲 做法
1. 泡好的海带切小块；排骨放入沸水锅中汆煮去血污，捞出备用。
2. 将排骨、海带放入炖锅中，加入料酒，放入姜片，加入适量清水至没过食材，搅拌均匀。
3. 煮90分钟至食材熟软，加入盐、鸡粉搅匀调味即可。

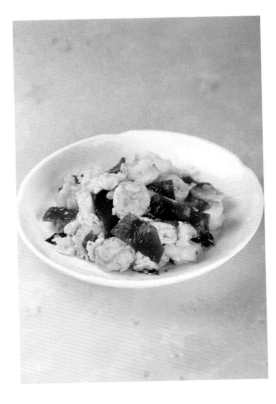

海带虾仁炒鸡蛋

🥟 材料
海带85克，虾仁75克，鸡蛋3个，葱段少许，盐3克，鸡粉4克，料酒12毫升，生抽、水淀粉各4毫升，食用油适量

🍲 做法
1. 海带切小块；虾仁去虾线，加料酒、盐、鸡粉、水淀粉拌匀腌10分钟。
2. 鸡蛋加少许盐、鸡粉搅匀，用油起锅，倒入蛋液，翻炒至凝固盛出备用。
3. 用油起锅，倒入虾仁翻炒至变色，加入海带，淋料酒、生抽，加鸡粉炒匀调味，倒入炒好的鸡蛋翻炒，加入葱段，继续翻炒，盛出装盘即可。

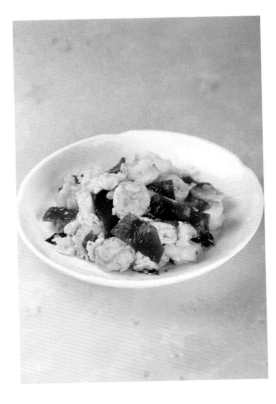

肉蛋奶怎么吃

1.糖尿病患者为什么要吃肉蛋奶类食物

肉蛋奶类食物，是人体优质蛋白质、脂肪、维生素和无机盐的重要来源。一般来说动物性来源的蛋白质普遍属于"优质蛋白质"，氨基酸比例更符合人体需要。

但是对于糖尿病患者来说，为了控制热量摄入，在选择动物性蛋白质的时候，最好选择那种含脂肪少的瘦肉，特别是鱼。鱼肉中除了含有蛋白质外，还有丰富的多不饱和脂肪酸。目前认为多不饱和脂肪酸具有抗炎作用，还有降低胆固醇、降低三酰甘油的作用。

2.吃什么？糖尿病患者宜吃的肉蛋奶

① 肉类包括畜肉（猪、牛、羊、驴、兔肉等）、禽肉（鸡、鸭、鹅、鸽、鹌鹑肉等）、内脏和鱼、虾等水产品，大部分肉类食物蛋白质含量在10%～20%，而且是氨基酸比例符合人体需要的"优质蛋白质"，但肥肉、内脏中脂肪含量和总热量都很高，不利于控制体重。因此建议糖尿病患者在每日建议的摄入量范围内，尽量选择瘦肉，适当吃内脏，少吃肥肉、肉皮、鱼子等富含脂肪的部分。

② 我们常吃的蛋类包括鸡蛋、鸭蛋、鹅蛋、鹌鹑蛋等，它们的蛋白质含量为13%～15%，而且其中氨基酸的比例与人体必需氨基酸非常相近，蛋黄虽然含有较多的胆固醇，但主要以对人体有益的胆固醇为主，对血脂影响并不大，每天1个全蛋，对身体是很有益的。

③ 奶类包括鲜牛奶、羊奶、酸奶、奶粉等，奶制品可提供优质蛋白质、脂肪、糖类、维生素、矿物质等。尤其鲜牛奶属于低GI食品，每天一杯牛奶，既能补充蛋白质，又是钙的良好来源。如果对乳糖不耐受，喝牛奶会腹胀、腹泻，可以用无糖酸奶或舒化奶。

3.吃多少？肉蛋奶不是越多越好

建议糖尿病患者每天摄入250~300毫升奶制品，包括牛奶、酸奶、冲泡的奶粉均可。肉、蛋类100~150克，优先选择高蛋白、低脂肪的种类，如鱼虾蟹、去皮的鸡鸭肉、猪牛羊的瘦肉等。

如果糖尿病患者没有条件进行食物称重或是怕麻烦，可以用以下一个简单的动作粗略判断：把手指打开，露出手掌，一个手掌厚度和掌心大小相当于50克肉类。

另外，伸出一只手握拳，一拳相当于50克主食或200克水果；一个大拇指指尖相当于30克黄油；伸出双手并拢，双手一捧相当于500克蔬菜。

4.怎么吃？这样烹调不升血糖

① 清炒

清炒对于糖尿病患者来说是十分适宜的。因为烹饪过程中，除了主料之后，辅助调料放得少，烹饪时间比较短，不仅炒出来的食材鲜嫩，而且味道鲜美，营养成分保持得最完善。对于糖尿病患者来说，既能得到美味，同时还不会摄入过多的热量。

② 白灼

白灼就是用滚水或者汤将食物烫熟。白灼的菜品一般口味清淡，爽脆，能很好地保持食材的原汁原味，调料的多少也好控制，并且还能保留食材的大部分营养素，对于糖尿病患者来说是十分适合的一种方法。

③ 清蒸

清蒸是指将原材料放入蒸锅或者架在锅内，利用蒸汽将其做熟的方法。这种方法不仅可以保持原材料的形状，做出来的菜品十分美观，同时因为在烹饪过程中没有放油，能够保持食物的原汁原味，并且使食材的营养素流失降低到最小。对于糖尿病患者来说，菜肴不需要过多的食用油和调料，清蒸这种烹饪方式可以说是最适合的。

④ 煮

煮的种类比较多，但是适合糖尿病患者的只有白水煮这种方法，其余的比如糖煮、汤煮等因为含糖量过多或太过油腻，糖尿病患者不宜食用。煮的菜肴较软，易消化，对于老年糖尿病患者尤其适合。

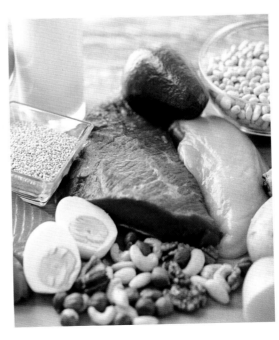

⑤ 拌

生拌对食材的新鲜度与干净度要求很高，生熟拌的菜肴在切制时应该注意要分开。对于糖尿病患者来说，因为口味要尽量清淡，调料中也尽量少放厚重的调味料，更不要放糖。

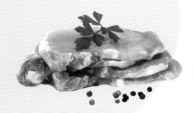

猪瘦肉

血糖
生成指数

低

● 降糖原理

猪肉是我们日常饮食中最常见的肉类之一，因猪肉纤维较细软，结缔组织较少，口感很好，适合各种烹调方式。与五花肉或猪内脏相比，猪的瘦肉部分其实脂肪含量并不高，相对适合糖尿病和其他代谢性疾病患者日常食用。

每100克所含基础营养素

热量	143 千卡
蛋白质	20.3 克
脂肪	6.2 克
糖类	1.5 克
膳食纤维	—
交换份	50 克 / 份

● 防治并发症

中医认为，猪肉有滋养脏腑、润滑肌肤、补中益气、滋阴养胃的功效。《随息居饮食谱》也记载，猪肉有补肾液、充胃汁、滋肝阴、润肌肤的功效。现代研究表明，猪肉对糖尿病引起的体虚乏力等症状有缓解作用，是人们最常食用的动物性食品。

● 健康吃法

血糖控制平稳的糖尿病患者可以选择猪瘦肉来食用，而不是猪肥肉。因为猪瘦肉主要含有蛋白质，脂肪少，如果少量食用不会对血糖造成大的影响。但是注意不能多吃猪肉，即便是猪瘦肉，因为蛋白质吃多了，同样能转化为脂肪，这样就会让糖尿病患者的血糖明显地升高。

● 最佳搭档

猪肉+海带

海带能祛脂消炎，与猪肉炒食，具有补肾养血、滋阴润燥的功效，还能缓解猪肉的油腻之性，比较适合高血压病肝肾阴虚型高血压病患者食用。

猪肉+板栗

板栗具有养胃健脾、补肾强腰的功效，和猪肉炖食，能健脾和胃、润肺化痰、滋养肌肤、抗衰老、延年益寿。

黄豆芽木耳炒肉

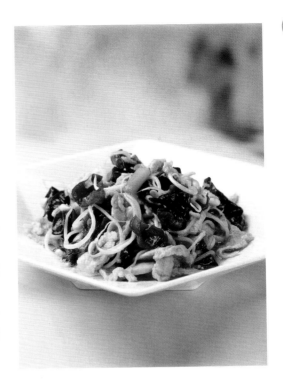

🍅 材料

黄豆芽100克，猪瘦肉200克，水发木耳40克，蒜末、葱段各少许，盐4克，鸡粉2克，料酒10毫升，蚝油、食用油各适量

🥢 做法

1. 木耳切成小块；猪瘦肉切片，加入少许盐、鸡粉拌匀腌渍；木耳和黄豆焯水后捞出。

2. 用油起锅，倒入肉片快速翻炒至变色，放入蒜末、葱段，翻炒出香味。

3. 倒入焯过水的木耳和黄豆芽，淋入料酒，炒匀，加入适量盐、鸡粉、蚝油，炒匀调味，关火后盛出即可。

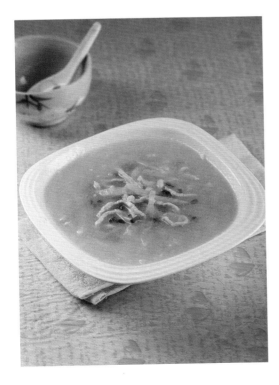

白萝卜肉丝汤

🍅 材料

白萝卜150克，猪瘦肉90克，姜丝、葱花各少许，盐、鸡粉各2克，水淀粉、食用油各适量

🥢 做法

1. 白萝卜洗净去皮，切成丝；猪瘦肉切成丝，加入少许盐、鸡粉、水淀粉抓匀，腌渍10分钟至入味。

2. 用油起锅，放姜丝爆香，放白萝卜丝翻炒均匀，倒入适量清水，加入盐、鸡粉，拌匀调味，中火煮2分钟至熟。

3. 放入肉丝搅散，煮1分钟至熟透，盛入碗中，撒葱花即可。

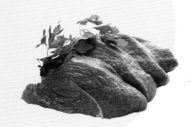

牛肉

血糖生成指数 46

降糖原理

维持孕妇胰岛素水平，防治妊娠糖尿病。牛肉富含维生素B_6，能够有效缓解孕妇易缺乏维生素B_6而引起色氨酸代谢异常，抑制产生黄尿酸-胰岛素复合物，维持正常的胰岛素水平，对防治妊娠糖尿病有一定功效。牛肉中含有的镁和锌有助于胰岛素的分泌和合成，提高体内胰岛素含量，增强降糖功效。

每100克所含基础营养素

热量	106 千卡
蛋白质	20.2 克
脂肪	2.3 克
糖类	1.2 克
膳食纤维	—
交换份	50 克 / 份

防治并发症

预防动脉硬化，提高人体免疫力。牛肉的维生素B_6具有保护血管内皮细胞的作用，可预防动脉硬化，减缓由于胰岛素治疗糖尿病并发的血管疾病。同时，牛肉含有丰富的蛋白质和氨基酸，能提高人体抗疾病能力。

健康吃法

牛肉不易熟烂，烹饪时放一个山楂、一块橘皮或一点茶叶可以使其易烂。感染性疾病、肝病、肾病的人慎食；高胆固醇、肥胖、老年人、儿童、消化力弱的人不宜多食。

最佳搭档

牛肉+花菜

牛肉和花菜同食，可以有效帮助人体吸收维生素B_{12}。

牛肉+白萝卜

两者搭配在一起可清热解毒，尤其适合冬季食用。

牛肉+白菜

白菜含有的粗纤维有促进肠胃畅通的作用，牛肉含有丰富的蛋白质，有补脾胃、益精血的功效。白菜与牛肉素荤相配，互为补充，营养全面、丰富，具有健脾开胃的功效，特别适宜虚弱病人经常食用。

海带牛肉汤

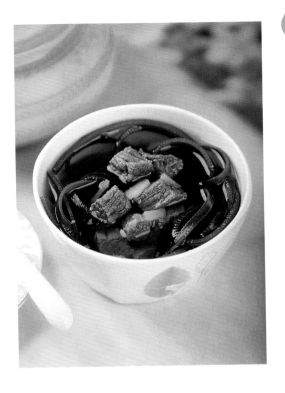

🥟 材料

牛肉150克，水发海□丝100克，姜片、葱段各少许，鸡粉□□，胡椒粉1克，生抽4毫升，料酒6毫□

🍲 做法

1. 牛肉切丁，将□肉倒入沸水锅中，淋入料酒，将牛□余去血水待用。
2. 锅中注入适□清水烧热，倒入牛肉丁，撒上姜□、葱段，淋入少许料酒，用中火□30分钟至食材熟透。
3. 倒入海带□，转大火略煮一会儿，加入少许生□、鸡粉，撒上适量胡椒粉，拌匀□味即成。

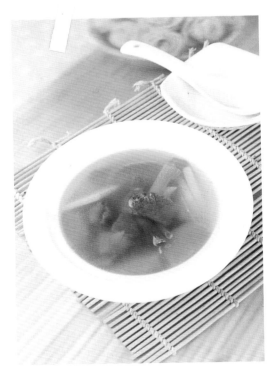

胡萝卜牛肉汤

🥟 材料

牛肉125克，去皮胡萝卜100克，姜片、葱段各少许，盐、鸡粉各1克，胡椒粉2克

🍲 做法

1. 胡萝卜切滚刀块；牛肉切块。
2. 锅中注水烧开，倒入牛肉，放入姜片、葱段，搅匀，加盖，大火煮开后转小火续煮1小时至牛肉熟软。
3. 倒入胡萝卜搅匀，续煮30分钟至胡萝卜熟软，加入盐、鸡粉、胡椒粉搅匀调味即可。

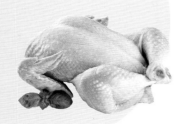

鸡肉

血糖
生成指数
低

降糖原理

鸡肉含有丰富的优质蛋白，且容易被人体吸收，而糖尿病患者蛋白质的消耗量比正常人要快，所以鸡肉是糖尿病患者良好的蛋白质来源。而且鸡肉营养丰富，有良好的滋补作用，尤其适合体虚的糖尿病患者食用。

每100克所含基础营养素

热量	167 千卡
蛋白质	18.5 克
脂肪	9.6 克
糖类	1.4 克
膳食纤维	—
交换份	50 克 / 份

防治并发症

鸡肉有温中益气、补虚填精、健脾胃、活血脉、强筋骨的功效。中医认为，鸡肉具有辛温补阳的作用，可补充人体能量的损耗，所以常常作为年老体弱、久病体虚、产后亏损的进补佳品，尤其是脾胃虚寒、虚不受补者，进补鸡肉，不但能补养气血，还可补虚祛寒。

健康吃法

为了控制热量，糖尿病患者吃鸡肉应去皮，如果炖汤应撇去顶层的油脂再喝。鸡屁股脂肪含量很高，而且是淋巴结集中的地方，不宜食用。

最佳搭档

鸡肉+冬虫夏草

补气养阴、益精填髓，适于气阴两虚者食用，鸡肉和冬虫夏草都具有促进白细胞生成的作用。

鸡肉+红豆

补益气血、延缓衰老，红豆含有丰富的铁质，可以使人气色红润，与鸡肉炖食，能补益气血、改善皮肤干枯暗沉、延缓衰老。

胡萝卜鸡肉茄丁

材料

茄子、胡萝卜各100克，鸡胸肉200克，蒜片、葱段各少许，盐、白糖各2克，胡椒粉3克，蚝油5克，生抽、水淀粉各5毫升，料酒10毫升，食用油适量

做法

1. 茄子、胡萝卜去皮切丁；鸡胸肉切丁，加盐、料酒、水淀粉拌匀腌渍入味。
2. 用油起锅，倒入鸡肉丁，淋料酒翻炒至变色，倒入胡萝卜丁、葱段、蒜片，炒香，倒入茄子丁炒约1分钟。
3. 加盐、蚝油、胡椒粉、生抽、白糖，炒1分钟至入味即可。

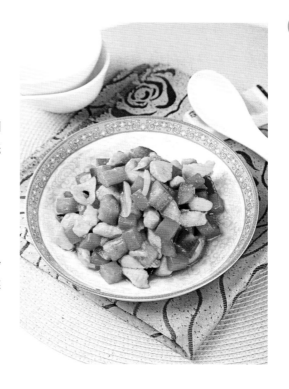

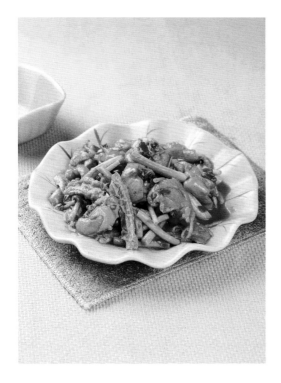

茶树菇腐竹炖鸡肉

材料

鸡400克，茶树菇100克，腐竹60克，姜片、蒜末、葱段各少许，豆瓣酱、盐、鸡粉、料酒、生抽、食用油各适量

做法

1. 将鸡斩成小块，焯水备用；茶树菇切成段。
2. 用油起锅，放入姜片、蒜末、葱段爆香，倒入鸡块，淋入少许料酒炒香，放入生抽、豆瓣酱、盐、鸡粉炒匀。
3. 注入适量清水，放腐竹，加盖煮沸后用小火煮至全部食材熟透，倒入茶树菇翻炒匀，煮1分钟至其熟软即可。

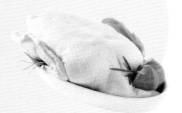

鸭肉

血糖
生成指数
56

● 降糖原理

　　鸭肉具有滋补阴液、补肾强壮、利尿消肿的功效。相较于其他肉类热量较低，常食有助于降低胆固醇，对糖尿病患者有保健作用，还能预防由糖尿病引发的心血管疾病。

每100克所含基础营养素	
热量	204 千卡
蛋白质	15.5 克
脂肪	19.7 克
糖类	0.2 克
膳食纤维	—
交换份	50 克 / 份

● 防治并发症

　　烟酸降低胆固醇，调节血脂。鸭肉中含有大量的烟酸，烟酸可以降低血胆固醇水平、扩张血管，能有效调节血脂，对于糖尿病并发的高脂血症有一定防治作用。

● 健康吃法

　　鸭肉性凉，感冒患者、阳虚脾弱、经常腹泻者不宜食用。 购买时，应注意注水鸭的鉴别：注水鸭的肉富有弹性，用手一拍，便会听到波波的声音；仔细观察，如果发现皮上有红色针点，周围呈乌黑色，表明注过水。

● 最佳搭档

鸭肉+山药

　　鸭肉营养丰富，但是脂肪含量偏高，山药则可以消除油腻感。两者同食可降低胆固醇，有滋阴补肺的功效。

鸭肉+莲子

　　鸭肉与莲子搭配同食，可为人体提供丰富的营养成分，具有补肾健脾、滋补阴阳的功效。健康人食用则精力充沛，记忆力增强，并可防病抗病。

鸭肉+干贝

　　鸭肉补气健脾、滋阴养胃，干贝滋阴补肾、和胃调中，两者搭配效果更佳。

滑炒鸭丝

🍅 材料
鸭肉160克，彩椒60克，香菜、姜末、蒜末、葱段各少许，盐3克，鸡粉1克，生抽、料酒各4毫升，食用油适量

🍲 做法
1. 彩椒切成条；香菜切段；鸭肉切丝，加生抽、料酒、盐、鸡粉抓匀，腌10分钟入味。
2. 用油起锅，下入蒜末、姜末、葱段爆香，放鸭肉丝炒散，加入适量料酒、生抽炒香。
3. 下入彩椒翻炒均匀，放盐、鸡粉炒匀调味，放入香菜段炒匀即可。

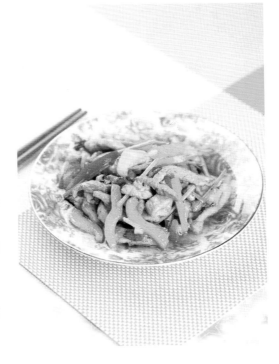

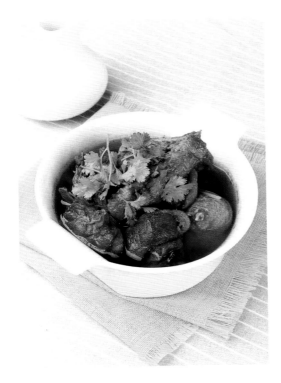

三杯鸭

🍅 材料
鸭肉块500克，料酒100毫升，生抽80毫升，白糖75克，白醋60毫升，八角15克，鸡粉、姜片、香菜、食用油各少许

🍲 做法
1. 热锅注油烧热，倒入八角、姜片爆香，放入鸭肉块煎至两面焦黄，倒入白糖，翻炒均匀至溶化，淋入料酒、生抽，拌匀，放入白醋，翻炒均匀。
2. 注入适量清水，用大火煮开后转小火煮40分钟。
3. 加入鸡粉，翻炒调味，关火后将菜肴盛出装入碗中，放上香菜即可。

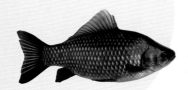

鲫鱼

血糖
生成指数
低

• 降糖原理

鲫鱼中所含的优质蛋白质种类齐全，且易于消化吸收，可提高糖尿病患者的免疫力，有助于稳定患者的血糖值。同时，鲫鱼还含有丰富的氨基酸，可以降低血液黏稠度，降低糖尿病患者并发心脑血管病的发病率。

每100克所含基础营养素

热量	108 千卡
蛋白质	17.1 克
脂肪	2.7 克
糖类	3.8 克
膳食纤维	—
交换份	80 克 / 份

• 防治并发症

增强抵抗力，预防肝肾疾病。鲫鱼的优质蛋白质也是肝病、心脑血管疾病患者的重要蛋白质来源，常食可增强抗病能力；同时鲫鱼利尿消肿，适宜肾病患者食用，对于糖尿病并发肾病有一定的防治作用。

• 健康吃法

一般人群均可食用，尤其适宜久病体虚之人食用；鲫鱼通乳汁，适宜孕妇产后乳汁缺少之人食用。感冒发热期间不宜多食。在煮鲫鱼汤时，可以先用油煎一下鲫鱼，再用开水小火慢煮，鱼肉内的嘌呤就会逐渐溶解到汤里，汤会呈现乳白色，味道更加鲜美。

• 最佳搭档

鲫鱼+豆腐

鲫鱼益气健脾、利尿消肿，并具有降低胆固醇的作用；豆腐富含氨基酸，两者同食可降低血脂，预防心脑血管疾病。

鲫鱼+白菜

白菜含有丰富的维生素C、膳食纤维和钙、磷、钾等矿物质，二者同食可促进人体对营养物质的吸收。

鲫鱼蒸蛋

🍅 材料

鲫鱼1条，鸡蛋3个，姜丝、葱段、葱花、盐、料酒、酱油、食用油各适量

🍚 做法

1. 鲫鱼收拾干净，两面切花刀，将姜丝、葱段塞入鱼肚内，用盐抹鱼身，淋上料酒，静置20分钟。
2. 将鸡蛋打散，加入等量温水和适量盐，搅匀。
3. 将腌好的鱼用厨房纸吸干水分，入油锅煎至两面金黄，放入碗中，倒入蛋液，覆上保鲜膜，入锅蒸20分钟。取出撒葱花、浇上酱油即可食用。

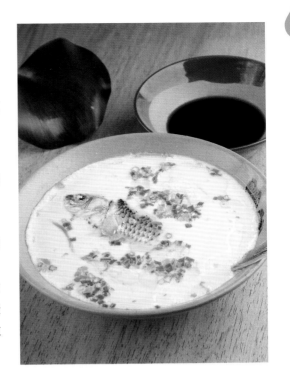

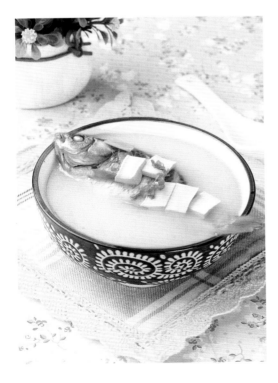

鲫鱼豆腐汤

🍅 材料

鲫鱼1条，豆腐400克，料酒15克，葱段、姜丝、盐、料酒、食用油各适量

🍚 做法

1. 鲫鱼收拾干净，两面切花刀，将姜丝、葱段塞入鱼肚内，用盐抹鱼身，淋上料酒，静置20分钟。
2. 将腌好的鱼用厨房纸吸干水分，入油锅煎至两面金黄，加热水没过鲫鱼，加料酒、姜丝，大火烧开后加盖，转小火慢炖。
3. 待鱼汤变白，加入豆腐小火继续炖至汤汁浓稠，加盐调味即可。

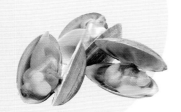

蛤蜊

血糖
生成指数
40

• 降糖原理

　　矿物元素能强化胰岛功能，降低血糖值。蛤蜊中富含硒元素和钙元素，硒具有类似胰岛素的作用，发挥降低血糖的功效；糖尿病患者补钙除了有助于防止骨钙丢失，还能促进胰腺分泌胰岛素，提高降糖效果。

每100克所含基础营养素

热量	62 千卡
蛋白质	10.1 克
脂肪	1.1 克
糖类	2.8 克
膳食纤维	—
交换份	100 克 / 份

• 防治并发症

　　降低胆固醇，调节血脂。蛤蜊含有代尔太7-胆固醇和24-亚甲基胆固醇，具有抑制胆固醇在肝脏合成和加速胆固醇排泄的作用，使体内胆固醇水平下降，对于糖尿病并发高脂血症有良好的食疗作用。

• 健康吃法

　　蛤蜊等贝类本身极富鲜味，烹制时不要再加味精，也不宜多放盐，以免失去鲜味。选购蛤蜊时，可拿起轻敲，若为较清脆的"咯咯"声，则为活；若为"砰砰"声，则是死的，蛤蜊等海鲜死后极易变质，不宜食用。

• 最佳搭档

蛤蜊+豆腐

　　蛤蜊的营养特点是高蛋白、高钙、高微量元素、低脂肪，味道鲜美，营养全面，与豆腐一起食用有去热寒的功效。

蛤蜊+绿豆芽

　　蛤蜊搭配豆芽，食之清爽怡人，有利于降糖、降脂，减肥瘦身。

蛤蜊+槐花

　　可治鼻出血、牙龈出血。

双菇蛤蜊汤

🍲 材料

蛤蜊150克，白玉菇段、香菇块各100克，姜片、葱花各少许，鸡粉、盐、胡椒粉各2克

🍜 做法

1. 锅中注入适量清水烧开，倒入洗净切好的白玉菇、香菇和蛤蜊、姜片，搅拌均匀。
2. 盖上盖，煮约2分钟，放入鸡粉、盐、胡椒粉拌匀调味。
3. 将汤装入碗中，撒上葱花即可。

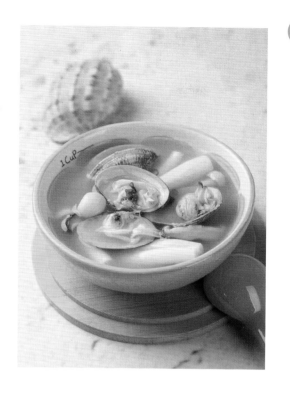

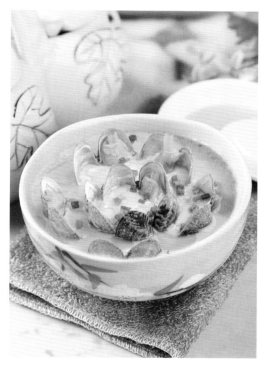

蛤蜊蒸蛋

🍲 材料

蛤蜊300克，鸡蛋3个，姜片、葱段、葱花、海鲜酱油、盐、香油各适量

🍜 做法

1. 将蛤蜊放入清水中，加盐、香油浸泡两小时，把沙子吐净。
2. 锅中加清水，倒入蛤蜊，加姜片、葱段，大火煮至蛤蜊张嘴，捞出装碗。
3. 鸡蛋打散，加入等量温水、适量盐搅匀，倒入装蛤蜊的盘子中，覆一层保鲜膜，凉水入蒸锅，大火烧开后转中火蒸十分钟，出锅撒葱花，淋少许海鲜酱油即可。

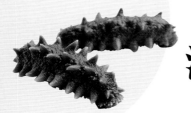

海参

血糖
生成指数
低

● 降糖原理

提高免疫力，修复胰岛功能。海参中含有的酸性黏多糖、海参苷和硫酸软骨素具有提高人体免疫力、降低胆固醇、愈合伤口和修复胰岛细胞的功能，能达到降低血糖的效果。

每100克所含基础营养素

热量	78 千卡
蛋白质	16.5 克
脂肪	0.2 克
糖类	2.5 克
膳食纤维	—
交换份	350 克 / 份

● 防治并发症

低脂、低胆固醇有助于降血脂。海参是典型的高蛋白、低脂肪、低胆固醇食物，对于高血压和冠心病患者堪称食疗佳品；同时它具有提高人体免疫力和修复细胞再生功能的显著功效，对于糖尿病并发高脂血症、高血压等有很好的防治效果。

● 健康吃法

发好的海参不宜久存，最好不超过3天，存放期间用凉水浸泡，每天换水2~3次，不要沾油，或放入不结冰的冰箱中；如是干货保存，最好放在密封的木箱中，注意防潮。

● 最佳搭档

海参+羊肉

海参生于海中，其性温补，对虚损劳弱有补肾益精、养血润燥、滋阴健阳等作用；羊肉甘温，能温肾助阳、补益精血，海参与羊肉相配，补肾、益肾养血功效尤为增强。

海参+鸡蛋

海参和鸡蛋营养价值相近，但从蛋白质的氨基酸组成方面考虑，海参比鸡蛋略逊一筹，二者搭配食用，既能满足人体必需氨基酸，又具有增强免疫力、抗疲劳等保健作用。

葱油海参

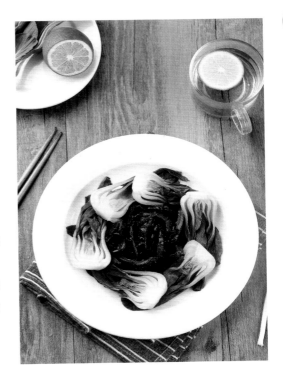

材料

海参300克，上海青200克，生抽5毫升，老抽3毫升，白糖5克，香菜根、葱段、姜末、蒜末、食用油各适量

做法

1. 海参洗净切条；上海青对半切开。
2. 热锅倒油，倒入葱段、姜末、蒜末、香菜根炸至焦黄，成葱油备用；上海青焯水，捞出摆盘。
3. 另起锅，依次加入白糖、老抽、生抽，然后倒入海参翻炒，加少许葱油转小火慢煨，盛出装盘即可。

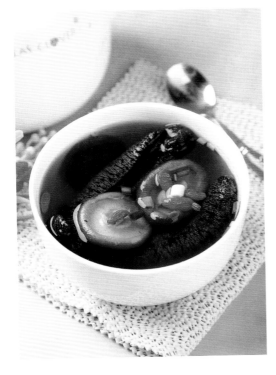

枸杞海参汤

材料

海参300克，香菇15克，枸杞10克，姜片、葱花各少许，盐、鸡粉各2克，料酒5毫升

做法

1. 砂锅中注入适量清水大火烧热，放入海参、香菇、枸杞、姜片，淋入少许料酒，搅拌片刻，盖上锅盖，煮开后转小火煮1小时至熟透。
2. 掀开锅盖，加入少许盐、鸡粉，搅拌匀煮开，使食材入味，关火，将煮好的汤盛出装入碗中，撒上葱花即可。

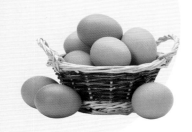

鸡蛋

血糖
生成指数
低

● 降糖原理

蛋类是一种营养十分丰富的食品，含有丰富的、容易吸收的蛋白质，多种维生素和不饱和脂肪酸，对于糖尿病患者，无论是作为主餐、副食，还是作为加餐食用，都是一种良好的食品。

每100克所含基础营养素

热量	144 千卡
蛋白质	13.3 克
脂肪	8.8 克
糖类	2.8 克
膳食纤维	—
交换份	60 克 / 份

● 防治并发症

鸡蛋中富含蛋白质和卵磷脂，卵磷脂有抑制血小板凝聚和防止血栓形成的作用，还有保护血管壁、防止动脉硬化的功效，糖尿病患者经常食用，可预防糖尿病性高血压、动脉硬化、中风等症。经过医学界多方面的研究，与没有吃鸡蛋习惯的人群相比，每日进食1枚鸡蛋的人心血管疾病以及中风发生风险更低。因此在"中国居民平衡膳食宝塔"中，推荐每天吃40~50克蛋类，正好是一个鸡蛋的分量。

● 健康吃法

糖尿病患者吃鸡蛋的量不宜多，每天吃1个全蛋比较适宜，如果吃两个或者两个以上，最好只吃一个蛋黄，并且尽量以蒸、煮等方式烹调，避免煎炸，以免对体重及胆固醇水平产生影响。

● 最佳搭档

鸡蛋+西红柿

本品能降压降糖、美容养颜、防癌抗癌、益气补虚。

鸡蛋+黄豆

提供优质蛋白质，全面补充人体必需氨基酸，以及多种不饱和脂肪酸，可降低血脂。

生菜鸡蛋荞麦面

🍲 材料

荞麦面条120克，鸡蛋1个，生菜65克，葱花少许，盐、鸡粉各2克，食用油适量

😋 做法

1. 鸡蛋打入碗中搅散，锅内刷少许底油，倒入蛋液煎成蛋皮备用。
2. 锅中注入适量清水烧开，放入面条拌匀，加入盐、鸡粉，拌匀，盖上盖，用中火煮约2分钟，揭盖，加入少许食用油。
3. 放入蛋皮，拌匀，放入洗好的生菜，煮至变软，关火后盛出煮好的面条，装入碗中，撒上葱花即可。

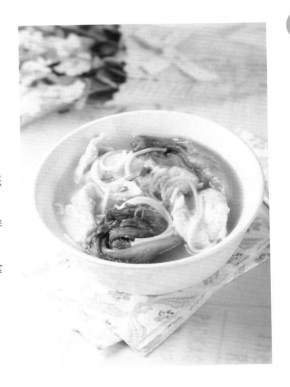

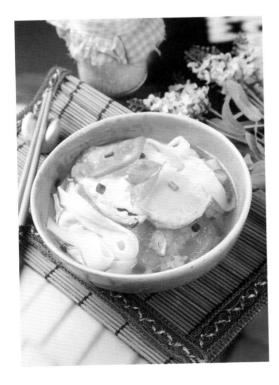

西红柿鸡蛋河粉

🍲 材料

河粉200克，鸡蛋1个，西红柿100克，炸蒜片、葱花各少许，盐2克，鸡粉3克，生抽、食用油各适量

😋 做法

1. 西红柿切片；锅中注入适量清水烧开，倒入河粉，稍煮片刻至熟软，捞出装入碗中备用。
2. 用油起锅，打入鸡蛋，煎约1分钟至其成型，倒入西红柿，注入清水，加入盐、鸡粉、生抽拌匀。
3. 将煮好的西红柿鸡蛋汤盛入装有河粉的碗中，放上炸蒜片、葱花即可。

水果怎么吃

1.糖尿病患者为什么要吃水果

　　水果含有丰富的维生素、膳食纤维和活性物质，其中果胶是一种常见的水溶性维生素，能够延迟胃排空，防止胆固醇增高、稳定血糖。因此，糖尿病患者可以在血糖控制比较好的前提下，适当、适量吃水果，对身体还是有益的。

2.吃什么？糖尿病患者宜吃的水果

　　水果中的热量主要来自于各种糖，如蔗糖、果糖、葡萄糖等。果糖与葡萄糖、蔗糖不同，它的升糖指数仅仅为23，所以大部分高果糖的水果，虽然有甜味但升糖指数并不高。

　　想要选对适合糖尿病患者的水果，我们首先需要了解水果影响血糖的三个指标：热量、血糖生成指数（GI）和糖负荷（GL）。

（1）热量

　　即100克食物所含的热量，对于水果来说，糖类是热量的主要来源，糖尿病患者每天要严格控制饮食的总热量，如果摄入过多的糖类，就会导致血糖波动加剧。

　　因此在一天总热量不变的前提下，吃些水果是可以的。吃了多少热量的水果，就需要从主食中减少相应的热量，为了保证食物种类丰富、搭配合理，还是以低热量水果为好。

（2）血糖生成指数（GI）

　　GI是衡量食物引起餐后血糖反应的一项有效指标，它是指含50克糖类的食物与相当量的葡萄糖或白面包在一定时间内（一般为2小时）体内血糖反应水平百分比值，它是一个比较而言的数值，反映了食物与葡萄糖相比升高血糖的速度和能力，通常把葡萄糖的血糖生成指数定为100。

　　GI越高的食物，进入胃肠道后消化快，吸收率高，葡萄糖进入血液的峰值高，血糖升得高、波动大，不利于糖尿病患者的血糖控制。

- ·低GI食物GI <55
- ·中GI食物GI为55~70
- ·高GI食物 GI>70

（3）糖负荷（GL）

GL是指食物中可利用的糖类与该种食物GI的乘积再除以100。它能综合反映食物中糖的性质和摄入量，同时考虑了食物中糖类的质与量对血糖和胰岛素的影响。

- 低GL食物 GL <10
- 中GL食物 GL为10~20
- 高GL食物 GL >20

判断一个水果（其他食物也是一样）对血糖的影响，不能把水果的含糖量和GI分开看，要把这两个指标结合起来，也就是GL才是关键的一个指标，只有这样才能找到适合的水果。

3.吃多少，怎么吃？这样吃水果不升血糖

糖尿病患者进食水果需遵守以下原则：

① **前提条件：** 血糖控制得比较理想，空腹血糖 <7.8毫摩尔/升，餐后血糖 <10.0毫摩尔/升，糖化血红蛋白 <7.5%。血糖控制不良的患者（如餐后2小时血糖 >10毫摩尔/升）还是少吃水果，以减少对血糖的影响及其波动，如果忍不住实在想吃，可以用西红柿或黄瓜来代替。

② **用水果加餐：** 把水果安排在两正餐之间吃，尤其是快到饭点时间经常出现饥饿感的人，可以用水果充当点心。

③ **考虑水果的热量：** 不管什么样水果，多少都含有热量，尤其是含糖量高的水果，应在主食中扣除进食水果的热量。所以要把水果与谷类食物互换，如苹果或梨、桃、橘子（带皮）200克可与大米25克互换，每多吃1份水果，就要减少1份主食。

④ **选择低GL水果：** 选择低GL的水果，可以多样化，以不超过10GL为原则。高GL的水果尽量避免。如熟透的香蕉、干红枣、葡萄干等。一些低GL但高GI的水果（如西瓜），为了减少食后血糖剧升，只能少量、分多次吃。

⑤ **及时监测血糖：** 每个人消化吸收能力不一样，对血糖变化的影响也有差异。因此当患者刚进食水果时，或进食水果的品种和/或量有变化时，都要监测空腹血糖和餐后2小时血糖，最后根据血糖情况决定吃或不吃，增量还是减量等。以此类推，可以用于GL相差不大的水果。

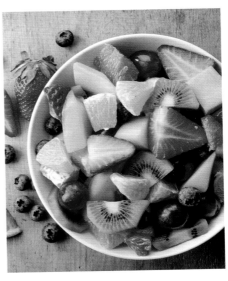

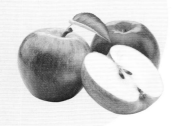

苹果

血糖
生成指数
36

● 降糖原理

对于糖尿病患者来说，苹果是一种比较"友好"的水果。苹果虽然味道比较甜，但是苹果中甜味来源主要是果糖。与葡萄糖相比，相同甜度下的果糖热量更低，升血糖指数也相对低。适当补充果糖还能保证糖尿病患者体内糖含量，防止出现贫血。果胶是胶状的多糖类，保水性极强，与微量元素铬相互作用则能保持血糖的稳定，有效降低胆固醇含量。

每100克所含基础营养素

热量	52 千卡
蛋白质	0.2 克
脂肪	0.2 克
糖类	13.5 克
膳食纤维	1.2 克
交换份	200 克 / 份

● 防治并发症

调节血脂，维持酸碱平衡。苹果含多酚类生物活性成分，能改善糖尿病患者的新陈代谢水平，协助人体顺利排出废物，预防高脂血症、高血压等多种糖尿病并发症。另外苹果属于碱性食品，可以中和体内过多的酸性物质，增强体力和抗病能力。

● 健康吃法

吃苹果的时候充分洗净，不要削皮直接吃，可以摄入更多的膳食纤维，促进食物在人体内吸收代谢，对于缓解便秘、消除水肿均有一定帮助。

苹果榨汁饮的升糖指数比直接吃要高，糖尿病患者应少饮用；患有急慢性消化道炎症，如胃、十二指肠溃疡等消化道疾病的患者，尤其是急性发作期间，不可多吃生苹果。同时苹果也不宜饭后吃，否则影响人体对膳食纤维的吸收。

● 最佳搭档

苹果+香蕉

苹果中含的多酚及黄酮类天然化学抗氧化物质能延缓老化，与香蕉一同搭配，可预防铅中毒。

酸奶水果拼盘

🥗 材料
葡萄80克，去皮苹果150克，圣女果40克，酸奶50克

🍲 做法
1. 圣女果洗净，对半切开；葡萄洗净；苹果去皮去核，切成丁。
2. 将水果装盘，淋上酸奶即可。

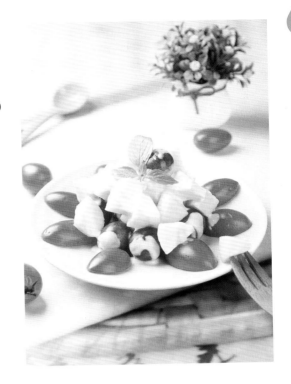

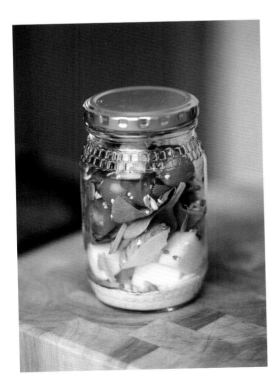

苹果蔬菜罐沙拉

🥗 材料
苹果200克，圣女果、芝麻菜叶、胡萝卜、紫甘蓝各50克，酸奶150克

🍲 做法
1. 圣女果洗净，对半切开；芝麻菜叶洗净切大块。
2. 胡萝卜切丝；紫甘蓝切丝；苹果去核切块。
3. 在罐底倒入酸奶，放入苹果、芝麻菜、圣女果、胡萝卜丝和紫甘蓝，吃时摇匀即可。

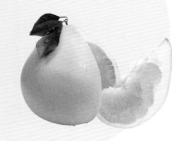

柚子

● 降糖原理

　　柚子可降低血糖与血脂。柚肉中含有非常丰富的维生素C，能降低血液中胆固醇含量。类胰岛素成分铬，有降血糖、降血脂的效。柚子中的果胶不仅可降低低密度脂蛋白水平，而且可以减少动脉壁的损坏。

每100克所含基础营养素

热量	41 千卡
蛋白质	0.8 克
脂肪	0.2 克
糖类	9.5 克
膳食纤维	0.4 克
交换份	200 克 / 份

● 防治并发症

　　有效减少心脑血管损伤。柚子中含有天然微量元素钾，几乎不含钠，因此对糖尿病合并心脑血管病患者及肾脏病患者有辅助治疗作用。柚子中还含有丰富的有机酸和果胶成分，可调节肠道菌群，对于糖尿病患者常见的消化不良、腹胀、呕吐、便秘及腹泻等症状，有一定调理作用。另外咳嗽、痰多气喘、慢性支气管炎、消化不良人群适合常吃柚子。

● 健康吃法

　　柚子中的活性成分能抑制药物在体内的代谢分解，病人尤其老年病人，服药时不宜吃柚子或喝含柚子成分的果汁，否则会影响降压药物代谢，造成药物在体内蓄积乃至中毒。

● 最佳搭档

柚子+西红柿

　　柚子与西红柿富含维生素，能清除体内自由基，预防糖尿病血管病变等并发症。

柚子+鸡肉

　　二者搭配可以补肺、下气、消痰止咳。

柚子+猪肚

　　二者搭配食用，有健脾暖胃的功效。

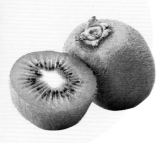

猕猴桃

血糖
生成指数
低

降糖原理

　　猕猴桃能改善高血糖状态，帮助代谢。猕猴桃中维生素C的含量是苹果的十倍左右，被誉为"维生素C之王"，可增加糖尿病患者对维生素C的摄取，改善糖尿病患者的高血糖状态和低胰岛素水平。其中含有的可溶性膳食纤维可以帮助消化，防止便秘，快速清除并预防体内堆积的有害代谢物。

每100克所含基础营养素

热量	61 千卡
蛋白质	0.8 克
脂肪	0.6 克
糖类	14.5 克
膳食纤维	2.6 克
交换份	200 克 / 份

对治疗并发症的益处

　　降低胆固醇含量，预防眼病、皮肤病。猕猴桃中所含的维生素及活性成分可降低血中胆固醇浓度，预防心血管疾病，抑制胆固醇在动脉内壁的沉积，从而预防动脉硬化。另外猕猴桃丰富的维生素A对眼病、皮肤病等并发症有预防作用。

健康吃法

　　猕猴桃中含有丰富的维生素C，最好选择鲜食的方式。在酸性环境下，维生素即使经过短时间的加热也不会完全被破坏，所以猕猴桃也可以稍加热后再吃。猕猴桃性寒凉，因此经常腹泻的脾胃虚寒者应慎食，否则容易导致腹痛、腹泻。

最佳搭档

猕猴桃+银耳

　　银耳的天然植物性胶质，有极好的滋阴润肺功效，与富含维生素C的猕猴桃搭配，具有润肤美白、养胃生津的作用。

猕猴桃+蜂蜜

　　可清热生津、润燥止渴。

猕猴桃+薏米

　　可清热、健脾，适合脾胃湿热而长期腹胀、便溏、舌苔黄腻、皮肤瘙痒者。

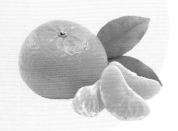

柑橘

血糖
生成指数
43

降糖原理

橘子可控制血糖水平。橘子富含膳食纤维，可降低葡萄糖的吸收速度，促进排便，降低胆固醇含量。橘子果肉中含有较多的果胶，吃后容易产生饱腹感，还可以延缓食物的消化吸收，从而有助于降低餐后血糖。

每100克所含基础营养素

热量	43 千卡
蛋白质	0.8 克
脂肪	0.1 克
糖类	10.2 克
膳食纤维	0.5 克
交换份	200 克 / 份

防治并发症

改善血脂代谢。橘子内含的酵素能有效抑制制造脂肪的细胞，再加上含有降低脂肪吸收的食物纤维，能有效改善高胆固醇血症患者的血脂代谢，预防冠心病和动脉硬化，有益于心血管健康。橘络中含有一定量的维生素P，能使血管保持正常的弹性和致密性。

健康吃法

柑橘富含钾，对降血压有利，但不等于吃得越多越好，橘子中含有大量的维生素C，摄入需适量，每天3个橘子就可以满足每人每天对维生素C的需要量，但要是吃得多了，类胡萝卜素摄入太多，容易出现暂时的皮肤变黄等症状。

将橘子用微波炉加热，或火烤至表皮变黑，取果肉趁热吃下，有止咳化痰的作用。

最佳搭档

橘子+猪肝

猪肝富含铁元素，而橘子中的维生素C可促进铁的消化、吸收与利用。

橘子+火龙果

火龙果属于凉性水果，与柑橘搭配具有下火的功效。

调味品、零食饮品怎么吃

1.油脂类

糖尿病患者每日烹调用油最多不超过30克，不用或尽量少用动物油，如猪油、牛油、羊油等。尽量不吃含有反式脂肪酸的人造奶油、起酥油制作的蛋糕、点心等。

日常烹调可以选择植物油，如花生油、豆油、芝麻油、玉米油等，提倡在限量范围内选用一部分多不饱和脂肪酸含量高的橄榄油、野茶油、低芥酸菜籽油。另外要特别注意的是坚果类食物，如花生、核桃、腰果、瓜子、松子等。坚果的脂肪含量较高，糖尿病患者特别是体重超重和肥胖者不宜多吃，可按交换份法与油脂类食物互换。

2.盐

为了预防高血压等并发症，糖尿病患者一定要养成清淡少盐的饮食习惯，每天的总摄入量不应该超过5克。这里说的盐不仅仅是食盐，酱油、咸菜、榨菜、豆腐乳、番茄酱、蚝油、腊肉等食物中都含有较多的盐，要注意控量。

3.甜味剂

从血糖生成指数的角度考虑，蔗糖的GI是65，属于中升糖指数食物，等热量的蔗糖与淀粉相比，升血糖能力并不高，因此没有必要完全禁止糖尿病患者吃蔗糖，或者是添加了蔗糖的食物，只要把这部分热量计算到每日食物的总热量内就可以了。随着食品科学的进步，现在除了蔗糖，我们有了更多有甜味，但低热量、安全无毒替代品：

① **低热量甜味剂：** 糖醇类，如赤藻糖醇、麦芽糖醇、甘露醇、山梨醇、木糖醇等。

② **无热量甜味剂：** 如安赛蜜、阿斯巴甜、纽甜、食用糖精、蔗糖素等。

4.香辛料

在烹调腥膻气味较重的食物，如鱼、虾、牛羊肉及内脏时，加一些料酒、醋、糖、葱、姜、蒜等香辛料，可去腥解腻，减去恶味。研究发现，许多调味料对糖尿病的控制有一定辅助作用。如生姜能刺激胃液分泌、增强血液循环、促进消化等；辣椒中含有的辣椒素有助降低血糖水平，大蒜也有降糖、降脂作用。因此糖尿病患者的饮食中完全可以适当使用香辛料。

血糖波动大，这些食物要慎吃

一般来说，只要遵守不突破总热量的原则，糖尿病患者没有绝对忌吃的食物，但是现代医学研究指出，有些食物中含有的热量、油脂量或血糖生成指数很高，糖尿病患者在食用这些食物后，血糖容易出现波动，影响糖尿病病情的控制，甚至可能引发并发症。对于这些食物，我们建议糖尿病患者最好尽量不吃或少吃。

不建议喝小米粥，因为小米粥比较软烂易消化，对餐后血糖的影响很大。但可以选择小米面发酵成的馒头，或者搭配其他粗杂粮，做成杂粮饭，都是比较理想的控糖主食。小米宜与大豆或肉类食物混合食用，这是由于小米的氨基酸中富含赖氨酸，可以补充小米缺乏赖氨酸的不足。

熟透的香蕉含糖量高达21%，而且以葡萄糖和果糖等单糖为主，极易被吸收，能使血糖迅速上升。香蕉属于高钾水果，每100克中含钾256毫克，这样会加重糖尿病患者的肾脏负担。

一般含糖碳酸饮料中主要的甜味成分是精制糖，这种糖在人体中可不经任何转化而直接被人体吸收，使血糖快速升高。含糖的碳酸饮料营养低、热量高，不利于血糖控制，还容易诱发肥胖。

糯米热量比较高，每100克中含有78.3克糖类，血糖生成指数为87，属于高血糖生成指数的食物，糖尿病患者食用后可使血糖快速升高，对病情不利。

另外，糯米的钾含量较高，存在钾代谢障碍的糖尿病并发肾病患者尤其要慎吃。

年糕

年糕的主要原料是糯米，属于高血糖生成指数食物，糖尿病患者不宜吃。年糕的糖类含量很高，每100克含量为34.7克，糖尿病患者食用后容易使血糖升高。年糕黏性较强，不容易被消化，肠胃功能较弱的糖尿病患者忌吃。

油条、油饼

油饼、油条都属于高脂肪、高热量的食物，多吃易使人肥胖，也不利于血糖的控制。此外，油条和油饼都是经高温油炸而成，许多营养成分已经被破坏，高温还可能产生致癌物质、有毒物质和反式脂肪酸等，多吃不仅不利于血糖控制，还有可能引发其他疾病。

咸蛋

咸鸭蛋在加工制作过程中加入了大量的盐腌渍，摄入过多对心血管不利，容易诱发高血压等并发症。咸鸭蛋蛋黄中胆固醇的含量很高，伴有脂质代谢紊乱的糖尿病患者，食用后容易引起血糖升高，会诱发动脉硬化等并发症。

腊肠、咸肉

腊肠、咸肉中的热量都不低，且在制作过程中使用了大量盐，每100克中含有钠2309.20毫克，多食可使血糖升高，还有可能引发心血管并发症。对于糖尿病并发高血压病的患者来说尤为不利，需禁食。食用过多不利于糖尿病患者体重的控制。

动物内脏

各种动物的内脏，比如猪肚、猪大肠、猪肝等，其脂肪含量和热量比瘦肉高得多，不宜多吃、常吃，不利于控制体重和血糖。猪肝中含有丰富的铁和维生素A，适当食用可改善缺铁性贫血，但一定要适量，建议每周不要超过1次，也不可一次吃得太多。

腌菜、酱菜

腌菜和酱菜等风味食品，在制作过程中，使用大量食盐，导致维生素损失。如果从营养角度考虑，已经不再属于蔬菜类，还会增加高血压、肾病等并发症的风险，因此应少吃、不吃。

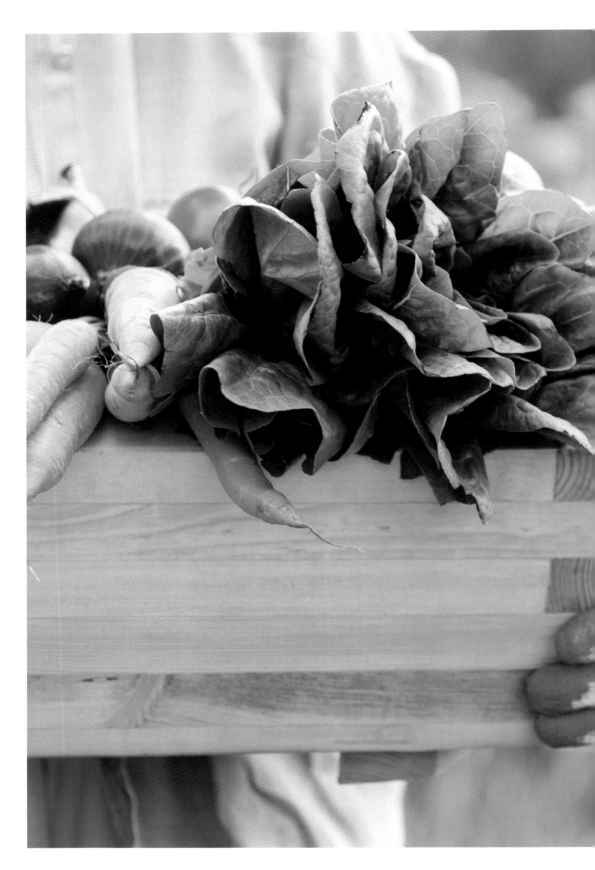

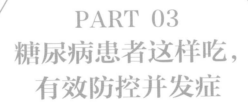

PART 03
糖尿病患者这样吃，
有效防控并发症

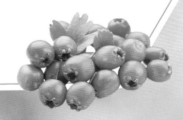

低血糖

对于糖尿病患者来说，除了警惕高血糖的长期危害，更要警惕危险的低血糖。

血糖低于3.9毫摩尔/升时即为低血糖，可表现为交感神经兴奋症状：如心悸、焦虑、出汗、饥饿感和中枢神经症状。严重时可出现神志改变、认知障碍、抽搐和昏迷，若不及时治疗，可导致不可逆性脑细胞受损，或出现神经功能障碍等一系列后遗症，严重者甚至出现死亡。

饮食保健

①规律进餐：进食不规律，或者害怕血糖升高而刻意节食，但仍然按时服用降糖药物或注射胰岛素，是诱发低血糖最常见的原因。因此坚持定时、定量的规律进餐，并随身携带少量食物，如饼干、糖果，学会合理加餐，纠正因饮食误区及不良饮食习惯，可避免低血糖现象。

②一旦出现心慌、气短、出冷汗、手脚发麻、乏力、头晕等表现时，应该立刻怀疑低血糖，此时要尽快吃些饼干、糖果、蜂蜜等能迅速升血糖的零食，一般十几分钟后症状可缓解，如超过迟迟不见缓解，可再吃一些东西，同时拨打120求救。

生活保健

①不可空腹剧烈运动，运动时间要相对固定，一般在饭后1小时参加运动较为合适，同时在运动时应该携带一些糖果，以便在发生低血糖反应时及时补充食物。

②定期复诊，由医生调整治疗方案，遵医嘱规律用药，不可自己随意调整降糖药或胰岛素的用量。

③限制饮酒，糖尿病患者在空腹状态下饮酒，大量乙醇快速进入体内会抑制肝糖原的糖异生过程，引发低血糖，因此应该避免空腹饮酒或过量饮酒。

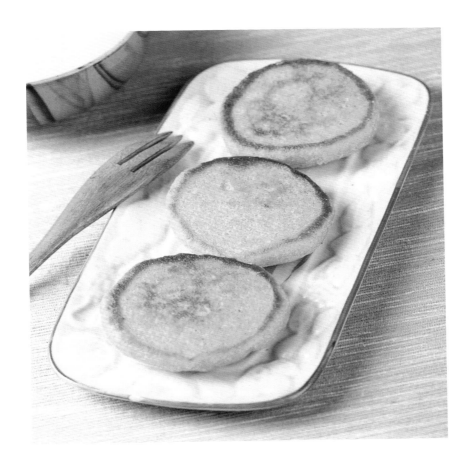

奶香玉米饼

材料

鸡蛋1个，牛奶100毫升，玉米粉150克，面粉120克，泡打粉、酵母各少许，食用油适量

做法

1. 将玉米粉、面粉放入大碗中，加泡打粉、酵母搅拌匀，打入鸡蛋，倒入牛奶搅拌匀。

2. 分次加入少许清水搅拌匀，使材料混合均匀呈糊状，盖上湿毛巾静置发酵约30分钟。

3. 不粘锅置于火上，刷上食用油烧热，将面糊做成数个小圆饼放入煎锅中，小火煎至两面熟透即可。

黑米莲子糕

材料

黑米100克，粳米、糯米各50克，莲子适量，代糖少许

做法

1.将黑米、糯米、粳米分别淘洗净，加适量清水浸泡1~2小时。

2.将黑米、粳米、糯米、代糖拌匀，倒入模具中，再塞入一颗莲子。

3.蒸锅注水烧开，放入米糕，蒸30分钟即可。

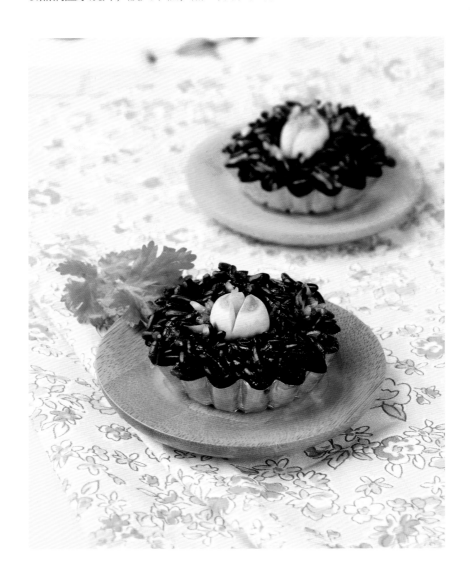

120

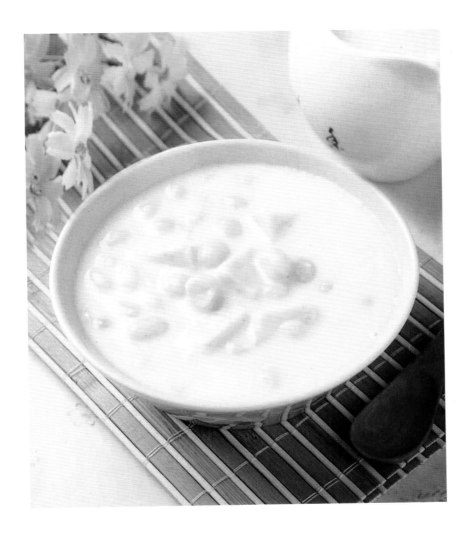

香芋花生奶

🍲 材料

花生50克，芋头150克，牛奶200毫升，代糖少许

🍽 做法

1.芋头洗净去皮，切成块。

2.锅中注入适量清水烧开，倒入花生、切好的芋头拌匀，用大火煮开后转
   小火续煮40分钟至食材熟软。

3.倒入牛奶拌匀，再次煮沸后关火，加入少许代糖搅拌均匀即可。

高血压

临床上约60%的糖尿病患者并发高血压，糖尿病患者高血压的患病率是非糖尿病患者的两倍以上。另外，糖尿病患者血糖高，血黏度高，血管壁受损、血管阻力变大都是易引起高血压的因素。糖尿病并发高血压对心、脑、肾血管的损害程度都远大于单纯性高血压或单纯性糖尿病患者，糖尿病患者一旦并发高血压后死亡率会成倍增高。

饮食保健

①合理调节饮食，少量多餐，避免过饱。

②减少动物脂肪的摄入，晚餐适宜少而清淡，过量油腻会诱发中风，睡觉前3小时不宜进食。

③多吃高纤维、谷类、粗粮等食物，不吃或少吃甜食。

④限制食盐摄入量，每日控制在2~5克，腌制品及咸菜应少吃或不吃。

⑤宜吃富含膳食纤维的食物，如燕麦、胡萝卜、豆类等。可常吃富含优质蛋白质的食物，如瘦肉、牛奶、鱼类等。

⑥少食含盐量高的食物，如咸菜、咸鱼、酱油、熏肉等。少食高热量、高胆固醇类食物，如方便面、汉堡、炸鸡、蛋黄、动物内脏等。

生活保健

①坚持合理的饮食习惯，不能因生活习惯和作息时间而改变。

②坚持运动，控制体重，可以选择中速行走、慢跑等非剧烈运动。

③多饮水，多呼吸新鲜空气，避免去拥挤的场所。

④保持情绪稳定，少动怒。高血压患者保持心理平衡非常重要，因为人在紧张、激动、恐惧或者愤怒时，可出现心悸、气急及血压升高，甚至会引起脑血管痉挛或脑血管破裂中风致死。

糖醋藕片

🍅 **材料**

莲藕350克，葱花少许，白糖20克，盐2克，白醋5毫升，番茄汁10毫升，食用油适量

🍲 **做法**

1. 将莲藕洗净去皮，切成片。

2. 锅中注入适量清水，放入藕片焯煮2分钟，捞出沥干。

3. 用油起锅，注入少许清水、白糖、盐、白醋、番茄汁搅匀，放入焯好的藕片拌炒匀，盛出撒上葱花即可。

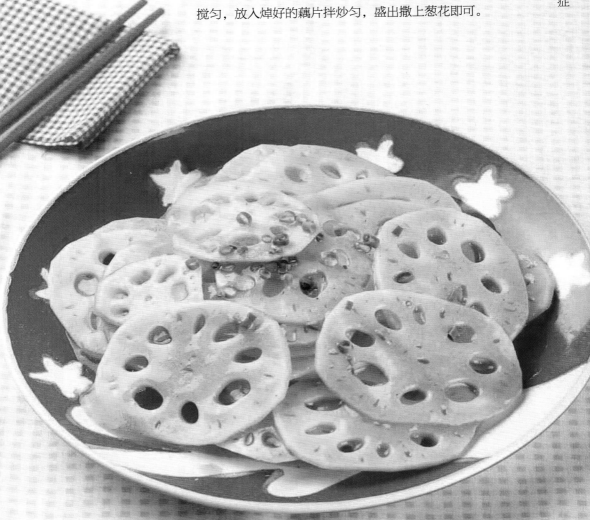

123

苦瓜花甲汤

材料
花甲250克，苦瓜片300克，姜片、葱段各少许，盐、鸡粉、胡椒粉各2克，食用油少许

做法
1. 锅中注入食用油，放入姜片、葱段爆香，倒入洗净的花甲，翻炒均匀，向锅中加入适量清水搅拌匀，煮约2分钟至沸腾。
2. 倒入洗净切好的苦瓜，煮约3分钟，加入鸡粉、盐、胡椒粉，拌匀调味。
3. 盛出煮好的汤料，装入碗中即可。

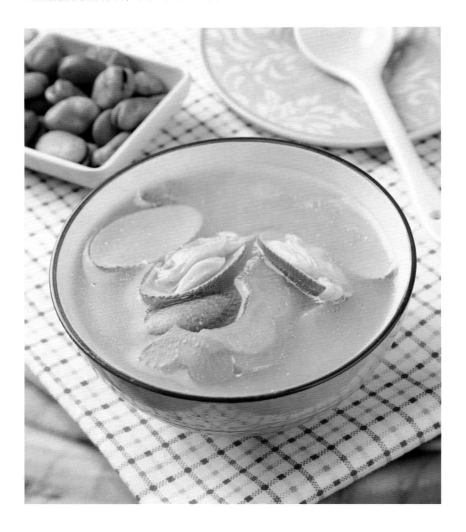

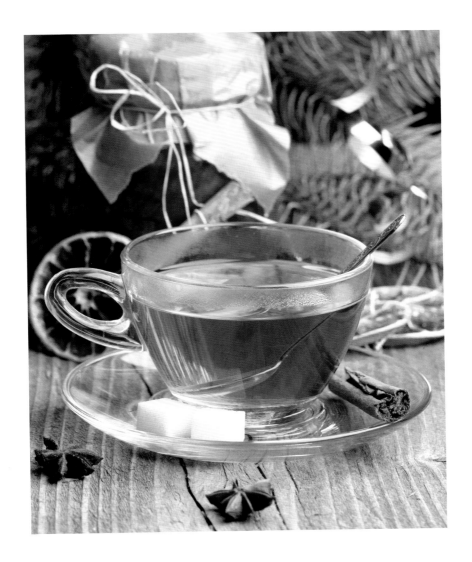

罗布麻降压茶

材料

罗布麻茶1.5克

做法

1. 将罗布麻茶倒入杯中，倒入开水轻轻摇动，静待片刻将水弃去，此步骤为洗茶。

2. 重新倒入95℃热水进行冲泡，凉凉即可饮用。

高脂血症

　　高脂血症是常见的糖尿病并发症，由于胰岛素分泌不足，引起的代谢功能紊乱，导致血脂含量升高，进一步造成血管损伤和动脉粥样硬化，严重时会出现心肌梗死、脑梗死、脑出血等严重疾病。据有关资料统计，有高脂血症的糖尿病患者，其冠心病发病率比无高脂血症糖尿病患者高3倍。

饮食保健

　　①饮食要有规律性，定时定量，禁止暴饮暴食。

　　②限制脂肪的摄入量，少吃高脂肪、高胆固醇的食物。

　　③饮食主要以清淡为主，同时补充膳食纤维。

　　④少吃甜食，尽量少吃含糖分高的糕点、饮料等。

　　⑤宜吃高纤维素类食物，如萝卜、海带、全麦面包、荞麦等。宜吃高维生素类食物，如草莓、猕猴桃、苹果等。

　　⑥少食高脂肪、高胆固醇类食物，如肥肉、动物内脏、动物油脂等。忌吃高糖分高热量的食物，如糖果、香蕉、红枣、果汁等。

生活保健

　　①适当运动：选择有氧运动形式，如步行、慢跑、太极拳等。

　　②忌烟限酒：一定要戒烟，尽量不要喝酒，如果要饮则需少量。

　　③保持乐观愉悦的心态：减轻精神紧张，避免给自己太大的压力。

　　④坚持正确服用降糖药物：每天同一时间服药，当有效控糖之后，由糖尿病造成的高脂血症一般减轻或消除，在需要时不要忌讳使用胰岛素。

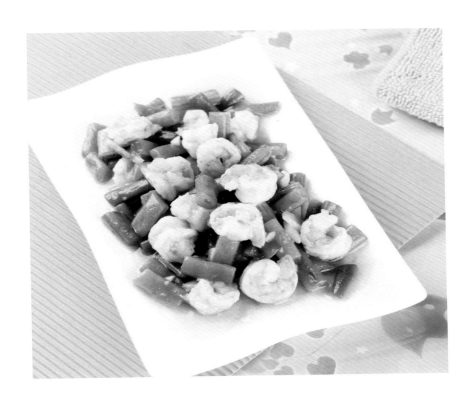

虾仁四季豆

🥟 材料

四季豆200克，虾仁70克，姜片、蒜末、葱白各少许，盐4克，鸡粉3克，料酒4毫升，水淀粉、食用油各适量

🍲 做法

1. 把洗净的四季豆切成段；洗好的虾仁由背部切开，去除虾线，装入碗中，放入少许盐、鸡粉、水淀粉抓匀，倒入适量食用油，腌渍10分钟至入味。

2. 锅中注水烧开，加入适量食用油、盐，倒入四季豆，焯煮2分钟至其断生，捞出，备用。

3. 用油起锅，放入姜片、蒜末、葱白爆香，倒入腌渍好的虾仁，拌炒匀，放入四季豆炒匀，淋入料酒炒香，加入适量盐、鸡粉，炒匀调味，倒入适量水淀粉，拌炒均匀。

4. 将炒好的菜盛出，装盘即可。

金针菇拌豆干

材料

豆干165克，金针菇85克，彩椒20克，蒜末少许，盐、鸡粉各2克，芝麻油6毫升

做法

1. 金针菇洗净，切去根部；彩椒去籽，切细丝；豆干切粗丝备用。

2. 锅中注入适量清水烧开，倒入豆干、金针菇拌匀，略煮一会儿，捞出沥干水分。

3. 取一大碗，倒入金针菇、彩椒、豆干，加入蒜末、盐、鸡粉、芝麻油拌匀即成。

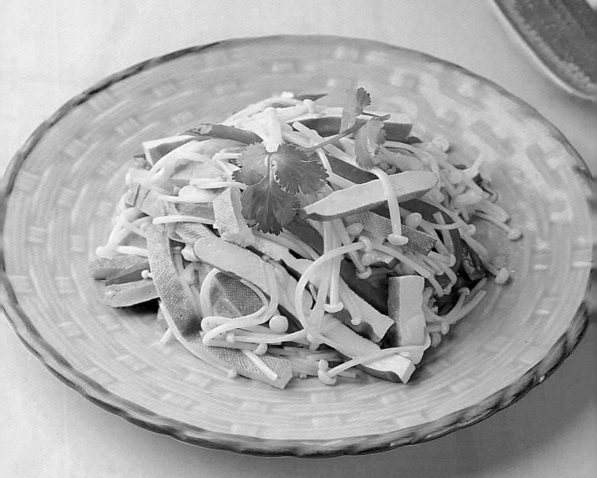

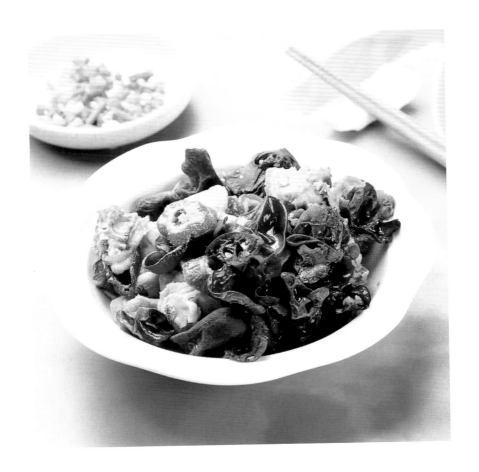

山楂木耳蒸鸡

🍲 材料

鸡块200克，水发木耳50克，山楂10克，葱花4克，生抽3毫升，生粉3克，盐、白糖各2克，食用油适量

🍜 做法

1. 取一碗，放入鸡块，加入生抽、盐、白糖、生粉、食用油、葱花，用筷子搅拌均匀，倒入木耳、山楂，拌匀，将拌好的食材装入盘中，腌渍15分钟待用。

2. 取电饭锅，注入适量清水，放上蒸笼，放入拌好的食材，盖上盖，按"功能"键，选择"蒸煮"功能，时间为20分钟，开始蒸煮。

3. 按"取消"键断电，开盖，取出蒸好的鸡即可。

凉拌黄瓜片

🍲 材料
黄瓜200克，红椒圈、盐、生抽、芝麻油各适量

🍜 做法
1. 黄瓜洗净切片，均匀撒上盐，抓匀备用。
2. 待黄瓜片出水后，用清水冲洗并沥干水分，装盘备用。
3. 放入红椒圈、盐、芝麻油、生抽搅拌匀，用保鲜膜将黄瓜封好，放入冰箱冷藏15~20分钟后将取出即可食用。

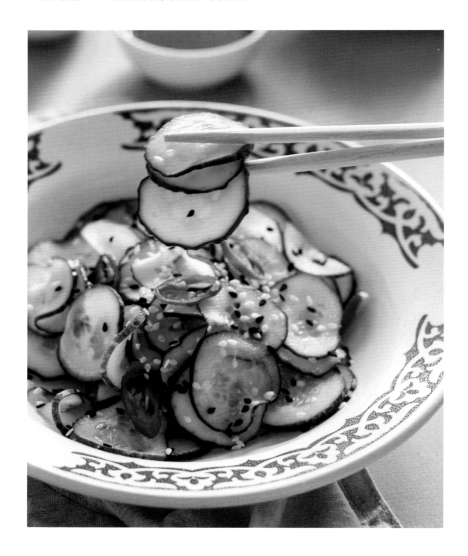

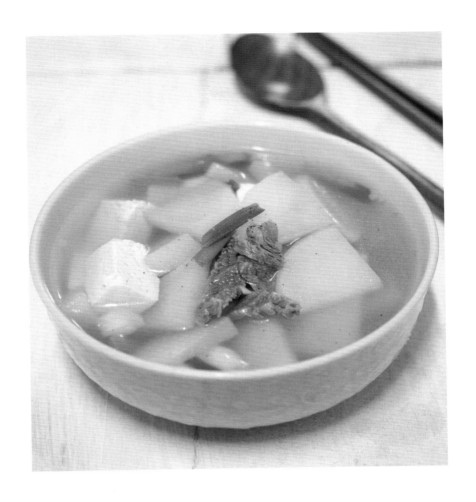

白萝卜豆腐瘦肉汤

🍲 材料

白萝卜、豆腐各200克，瘦肉50克，香菜20克，盐3克，鸡粉2克，食用油适量

🍳 做法

1. 将洗净的香菜切段；白萝卜洗净去皮切片；瘦肉切片，加盐、鸡粉抓匀腌10分钟。

2. 用油起锅，倒入白萝卜翻炒至其变软，注入适量温水，加入豆腐、瘦肉。

3. 加入少许盐、鸡粉调味，盖上盖，烧开后用中火续煮5分钟至食材熟透。

4. 揭盖，转大火煮至汤汁沸腾，放入切好的香菜段即可。

冠心病

糖尿病并发冠心病时往往病情较重，预后较差，死亡率较高。因为糖尿病并发冠心病者常有多支冠状动脉粥样硬化，且狭窄程度也较重。而且，由于糖尿病性神经病变，患者的神经末梢受损时痛阈升高，造成即使发生了严重的心肌缺血，疼痛也较轻微而不典型，甚至没有心绞痛症状，引起无痛性心肌梗死的高发生率。

饮食保健

①注意饮食，控制体重，不要超量饮食，控制胆固醇、脂肪和糖分的摄取量，多进食高蛋白质、高维生素、高纤维素的食物。

②宜定时、定量，少食多餐；忌甜食、饱食、烟、酒及刺激性食物。

③进餐时间要与胰岛素注射时间相配合。

④宜吃高纤维素类食物，如燕麦片、香菇、银耳、苹果、南瓜等。高维生素类食物，如黄豆等豆类核桃等坚果类食物。少食糖分较高的食物，如香蕉、葡萄、荔枝等。慎食辛辣刺激性食物、油炸食品。

生活保健

①适当活动可以减轻体重，改善心脏的功能。但运动量一定要适中，过量运动反而会增加心脏负荷。

②控制高血压、高胆固醇：定时检查身体并遵照医生的指示去做。

③吸烟对心脑血管的损伤极大，因此不吸烟者千万别开始吸烟；吸烟者现在就开始戒烟。

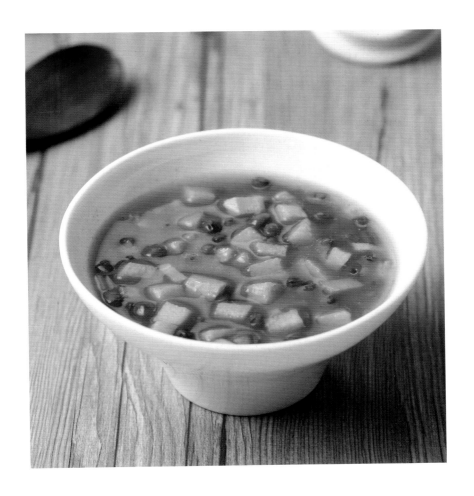

红豆山药羹

🍲 材料

水发红豆150克，山药200克，代糖、水淀粉各适量

🍲 做法

1. 洗净去皮的山药切粗片，再切成条，改切成丁，备用。

2. 砂锅中注入适量清水，倒入洗净的红豆，用大火煮开后转小火煮40分钟，放入山药丁，用小火续煮20分钟至食材熟透。

3. 揭盖，加入代糖、水淀粉拌匀，关火后盛出煮好的山药羹，装入碗中即可。

芦笋煨冬瓜

材料

冬瓜230克，芦笋130克，蒜末少许，盐、鸡粉各1克，水淀粉、芝麻油、食用油各适量

做法

1. 芦笋洗净，去掉老皮，斜刀切段；冬瓜去皮去瓤，切小块。
2. 用油起锅，放入蒜末爆香，倒入芦笋、冬瓜翻炒片刻，倒入少许清水、水淀粉，大火煨煮约半分钟，至食材熟软。
3. 加入盐、鸡粉，淋入芝麻油，拌炒均匀至食材入味即可。

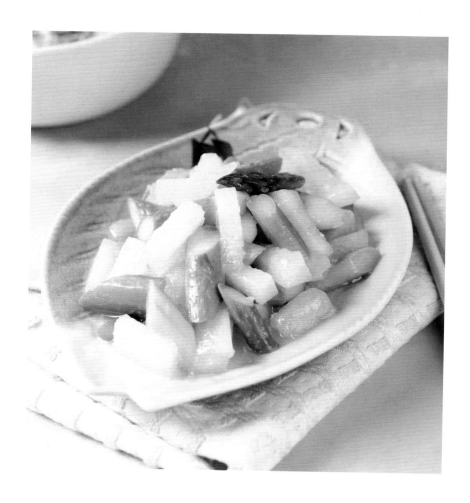

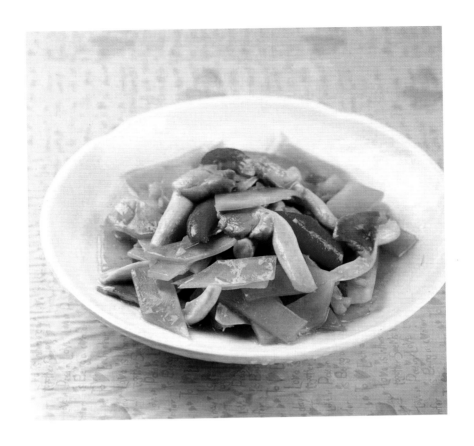

莴笋蘑菇

🥗 材料

莴笋120克，秀珍菇60克，红椒15克，姜末、蒜末、葱末各少许，盐、鸡粉各2克，水淀粉、食用油各适量

🍲 做法

1.将洗净去皮的莴笋切成片；洗好的秀珍菇、红椒切成小块。

2.用油起锅，倒入姜末、蒜末、葱末，用大火爆香，放入切好的秀珍菇，拌炒片刻，倒入莴笋、红椒，翻炒均匀，加入少许清水，炒匀至全部食材熟软。

3.放入盐、鸡粉，拌炒均匀，再倒入水淀粉，快速翻炒食材，使其裹匀芡汁，起锅，盛出炒好的菜，装入盘中即可。

核桃仁鸡丁

🥣 材料

鸡胸肉180克，核桃仁30克，青椒40克，胡萝卜50克，姜片、蒜末、葱段各少许，盐3克，鸡粉2克，料酒、水淀粉、食用油各适量

🍲 做法

1. 胡萝卜切成丁；青椒去籽，切丁；鸡胸肉切成丁，加少许料酒、盐、鸡粉、水淀粉抓匀腌渍10分钟至入味。

2. 热锅注油，烧至三成热，放入核桃仁小火炸香，捞出沥干油备用。

3. 锅底留油，放入姜片、蒜末、葱段爆香，放鸡胸肉翻炒至变色，放胡萝卜、青椒翻炒至其熟软。

4. 加入盐、鸡粉炒匀调味，最后放入核桃仁翻炒均匀即可。

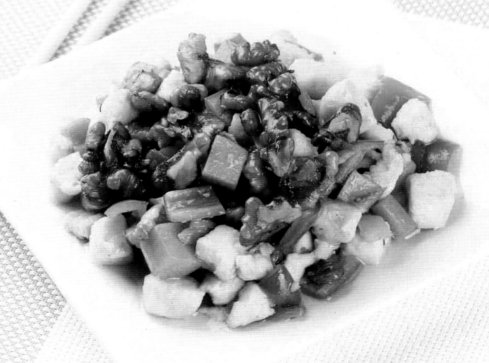

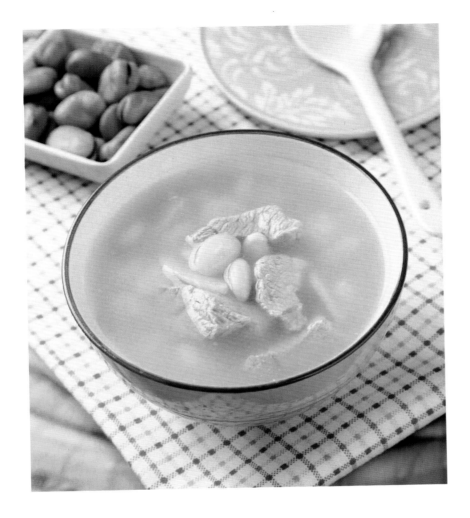

白扁豆瘦肉汤

🍲 材料

白扁豆100克，瘦肉块200克，姜片、盐各少许

🍲 做法

1. 锅中注水烧开，倒入备好的瘦肉块，搅匀汆去血水，捞出，沥水待用。

2. 砂锅中注水烧热，倒入备好的白扁豆、瘦肉，放入姜片，盖上锅盖，烧开后转小火煮1个小时至熟透，掀开锅盖，放入盐搅拌片刻，使食材更入味。

3. 关火，将煮好的汤盛出装入碗中即可。

137

脑血管病

糖尿病是脑梗死的重要独立危险因素，脑梗死则是糖尿病常见而主要的并发症之一。糖尿病病人脑血管硬化，血管内壁损伤，红细胞变形能力下降以及血液黏稠度增加，阻塞性脑血管疾病发生率会明显增加。据统计，糖尿病患者脑梗死发病率为非糖尿病患者的2~4倍，70%的糖尿病患者死于心脑血管病。糖尿病并发脑梗死者的复发率、致残率和死亡率均明显增高。

饮食保健

① 主食限量，不缺营养：积极控制血糖，努力培养好定量的饮食规律。控制血糖的同时要补充足够的能量和营养，这样才是最为健康的饮食。随身携带糖尿病饮食手册，保证随时可以查看。买一套能测量的杯子和勺子，方便自己测量食物的摄入量。如果某天摄入过多，就在第二天的食物中减去多出的量。酒精有神经毒性，还会导致血糖波动。糖尿病患者饮酒会引起疼痛、麻木等症状，因此，病人必须忌酒。

② 少食多餐，注重成分：糖尿病引起的神经损伤和疼痛会让食欲下降，同时味觉也变差，因此少食多餐更可行。建议每天吃3次少量的正餐，外加3次健康加餐，分别为早饭和午饭之间一次、午饭和晚饭之间一次和一次夜宵。养成阅读食物成分标签的习惯，要尽量做到各种营养成分均衡摄入。

③ 清淡为主，少食油腻：食谱应以清淡为原则，避免油腻厚味、肥甘助湿助火之品。在恢复期，可在饮食中酌加奶、瘦肉、蛋及新鲜蔬菜如菠菜、芹菜、黄瓜等。

生活保健

① 及早发现并有效控制血糖，以延缓糖尿病性脑血管病的发生和发展。

② 有效降低血压，调整血脂。血压和血脂不正常是糖尿病性脑血管病的重要诱因之一，必须认真对待。

③ 服用血管活性药物和溶栓药物，降低血液黏稠度。如长期服用小剂量阿司匹林（每天100毫克）可使中风的发生率降低30%。

④一旦发生头痛、头晕、肢体麻木、口眼㖞斜等中风的临床表现时，应立即将病人送到医院就医，以尽量减轻中风带来的危害。

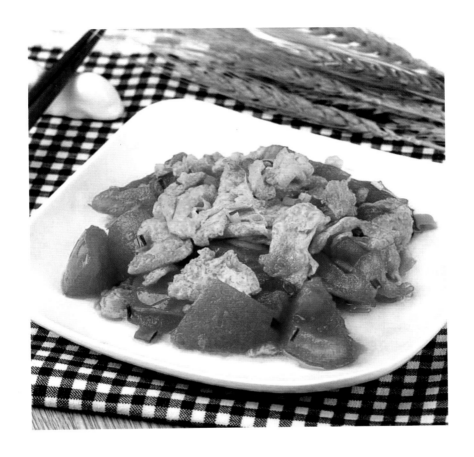

西红柿炒蛋

🍲 材料

西红柿130克，鸡蛋1个，小葱20克，大蒜10克，食用油适量，盐3克

🍜 做法

1. 大蒜切片；洗净的小葱切末；洗净的西红柿去蒂，切成滚刀块；鸡蛋打入碗内，打散。

2. 热锅注油烧热，倒入鸡蛋液，炒熟盛入盘中待用。

3. 锅底留油，倒入蒜片爆香，倒入西红柿块，炒出汁，倒入鸡蛋块炒匀，加盐，迅速翻炒至入味，关火后，将炒好的食材盛入盘中，撒上葱花即可。

芹菜炒黄豆

🍅 材料

熟黄豆220克，芹菜梗80克，胡萝卜30克，盐3克，食用油适量

🍲 做法

1.将洗净的芹菜梗切小段；洗净去皮的胡萝卜切丁。

2.锅中注水烧开，加盐，倒入胡萝卜丁搅拌，煮1分钟至其断生后捞出，沥水，待用。

3.用油起锅，倒入芹菜梗炒匀至变软，再倒入胡萝卜丁、熟黄豆快速翻炒，加入盐，炒匀调味，关火后盛出装盘即成。

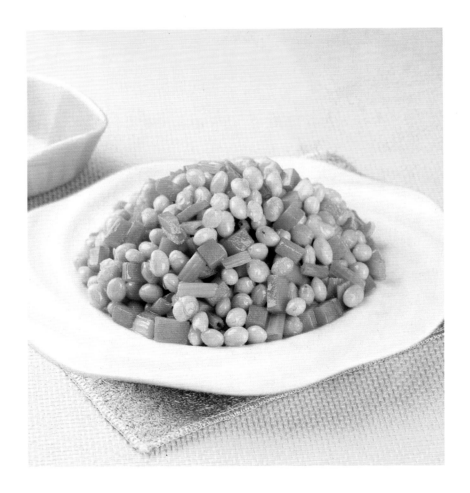

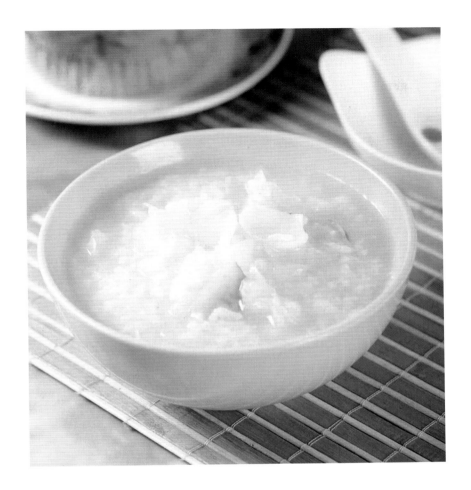

天花粉银耳百合粥

🍲 材料

天花粉10克，百合20克，水发银耳30克，水发大米100克，冰糖15克

🍲 做法

1. 洗好的银耳切成小块，备用。

2. 砂锅中注入适量清水烧开，倒入洗净的大米，搅拌匀，放入备好的天花粉、银耳，搅拌均匀，盖上盖，用小火煮30分钟至食材熟软。

3. 揭开盖，倒入洗净的百合，续煮10分钟至食材熟透，加入适量冰糖，搅拌匀，略煮一会儿至冰糖溶化。

4. 关火后盛出煮好的粥，装入碗中即可。

肾病

肾病是糖尿病常见的并发症，多见于1型糖尿病患者，且病程时间长。本病早期并无明显临床症状，随着病情的加重，临床特征表现为出现蛋白尿，并伴有高血压，渐进性出现水肿和肾功能损害。到晚期会出现严重的肾功能衰竭，并伴有尿毒症的各种表现，是糖尿病患者的主要死亡原因之一。

饮食保健

①控制食物总热量，限制植物蛋白质的摄取量。

②对已出现水肿和肾功能不全的患者，要限制钠的摄入量。

③对于有蛋白尿但肾功能正常者，每日蛋白质摄入量以 80 ~ 100 克为宜。

④多饮水，有助于代谢废物的排出。

⑤多选择富含优质动物蛋白的食物，如瘦肉、鱼肉、鸡肉等。尽量选择低热量、含糖量少的食物，如大白菜、冬瓜、南瓜、豆芽、莴笋、黄瓜等。

⑥忌食含糖量高、升血糖快的食物，如糖果、饼干、炼奶、可乐等。忌食高嘌呤的食物，如鱼虾、蘑菇、肉汤、禽畜内脏等。

生活保健

①糖尿病患者应在控制好血糖的基础上定期复查尿常规，若尿中出现蛋白应尽早治疗，以免贻误病情。

②配合医生，科学治疗。预防其他并发症的发生，不要相信偏方或者自行配药。

③忌烟忌酒。烟草含有致癌物质，容易造成血管阻塞；酒类可使血糖波动，对患者不利。

黑豆黑芝麻豆浆

🥟 材料

水发黑豆110克，黑芝麻20克，代糖适量

🥣 做法

1. 黑豆洗净，加适量清水浸泡一夜。
2. 取豆浆机，倒入泡好的黑豆及黑芝麻，加水至水位线，按下功能键，等待豆浆制作完毕。
3. 将豆浆倒出，按口味加入少许代糖搅拌均匀即可饮用。

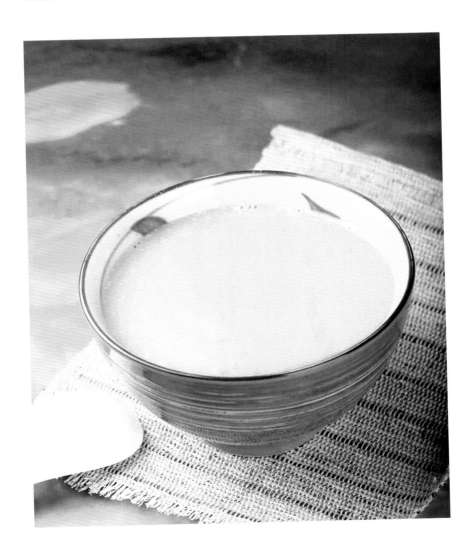

紫菜冬瓜汤

材料

水发紫菜70克，冬瓜160克，姜片少许，盐、鸡粉各2克，料酒4毫升，食用油适量

做法

1. 冬瓜洗净去皮切成片。

2. 热锅注油烧热，倒入姜片爆香，淋入料酒，注入适量清水煮，倒入冬瓜、紫菜搅匀煮至沸。

3. 加入盐、鸡粉搅拌均匀，煮至食材熟软入味，盛出即可。

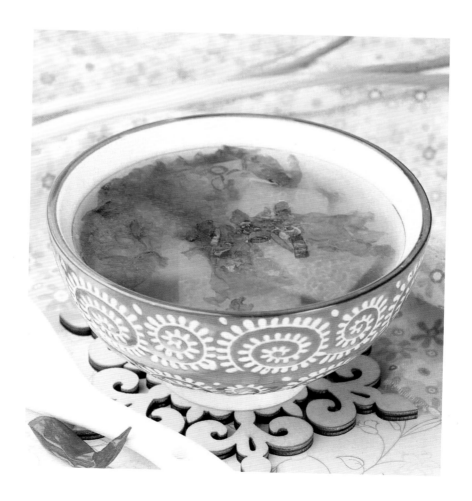

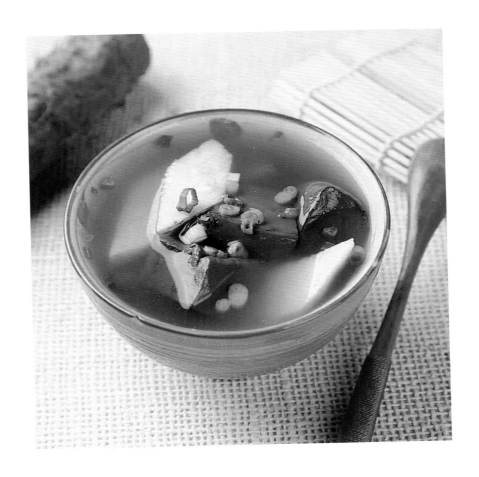

猪血山药汤

🍲 材料

猪血270克，山药70克，葱花少许，盐2克，胡椒粉少许

🍳 做法

1. 洗净去皮的山药用斜刀切段，改切厚片，备用；洗好的猪血切开，改切小块，备用。

2. 锅中注入适量清水烧热，倒入猪血，拌匀氽去污渍，捞出猪血，沥干水分，待用。

3. 另起锅，注入适量清水烧开，倒入猪血、山药，盖上盖，烧开后用中小火煮10分钟至食材熟透，揭开盖，加入少许盐拌匀，关火后待用，取一个汤碗，撒入少许胡椒粉，盛入锅中的汤料，点缀上葱花即可。

痛风

糖尿病与痛风都是体内代谢异常所引起的疾病，两者有共同的发病基础，营养过剩是其发病因素之一，发病基础均可由于胰岛素抵抗引起。因为糖尿病患者调节血糖的胰岛素缺乏，导致体内持续处于高血糖状态，影响其他物质的代谢，致使脂肪、蛋白质、水和电解质代谢发生紊乱。因此，血糖值高者，尿酸值也会比较高。

饮食保健

①尽量多饮水，每日饮水2000~3000毫升，尽量均匀饮水，每小时一杯，以增加尿量，使尿酸水平降低。但应避免饮用含糖饮料，并忌食一切含糖食品。

②忌烟、酒及刺激性食物，饮食要清淡，少吃含盐量高的物。减少动物内脏、海鲜、豆制品的摄入，必要时禁食。

③选择低糖食物，如南瓜、藻类、芹菜、萝卜、包菜、豆芽等。适当摄入高糖类食物，如馒头、面条、玉米等。

④忌食胆固醇较高的食物，如蛋黄、蟹黄、动物内脏等。忌食高嘌呤食物，如海鲜、内脏、蘑菇等。

生活保健

①适当控制饮食，避免暴饮暴食，控制体重。不宜吃太多糖类成分高、脂肪高的食物，以防止血尿酸及血糖过高。

②定期检查：要经常检测血液，定期复查肾功能，检测肾功能代谢情况。

③戒烟戒酒：烟草可以造成组织缺血、缺氧，诱发糖尿病及痛风病的发作。喝酒者会造成血液中有机酸，尤其是乳酸浓度升高，有机酸在肾脏阻碍尿酸排泄，所以糖尿病合并痛风患者必须戒酒。

西红柿烩花菜

材料

西红柿100克，花菜140克，葱段少许，盐4克，鸡粉2克，番茄酱10克，食用油适量

做法

1. 花菜洗净切成小块；西红柿切成块备用。

2. 锅中注入适量清水烧开；加入少许盐、食用油，倒入花菜焯煮1分钟，至其八成熟捞出沥干水分备用。

3. 用油起锅，倒入西红柿翻炒片刻，放入花菜，翻炒均匀，倒入适量清水，加入盐、鸡粉、番茄酱翻炒匀，煮1分钟至食材入味，用大火收汁，放入葱段，快速翻炒均匀即可。

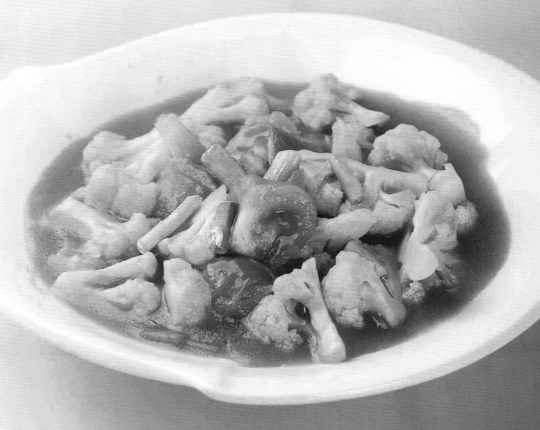

秋葵炒蛋

🍲 **材料**

秋葵180克，鸡蛋2个，葱花、盐各少许，鸡粉2克，食用油适量

🍚 **做法**

1. 将洗净的秋葵对半切开，切成块。

2. 鸡蛋打入碗中打散调匀，放入少许盐、鸡粉搅拌匀。

3. 用油起锅，倒入切好的秋葵炒匀，撒入少许葱花炒香，倒入鸡蛋液翻炒至熟即可。

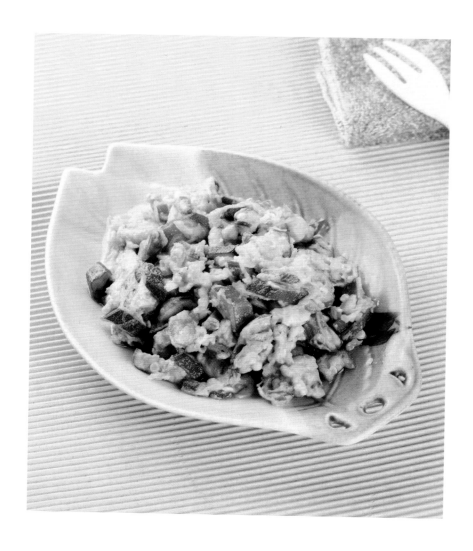

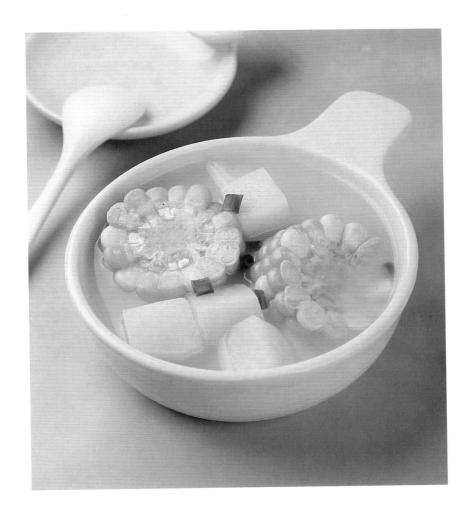

玉米土豆汤

🥬 材料

土豆块、玉米段各120克，葱花少许，鸡粉3克，盐、胡椒粉各2克

🍲 做法

1. 锅中注水烧开，放入洗净的土豆和玉米，拌匀。

2. 盖上锅盖，用中火煮20分钟至食材熟透。

3. 打开锅盖，加盐、鸡粉、胡椒粉调味，拌煮片刻至入味，关火后盛出煮好的汤装入碗中，撒上葱花即可。

眼部并发症

眼部病变是糖尿病最为常见的慢性并发症之一，主要是由于血糖长期控制不佳，日积月累对血管和视神经造成损害，当血液中糖的浓度增高时，眼晶体中葡萄糖的含量也增加，过多的糖可以转化成一些小分子物质，使晶体内渗透压增高，晶体吸收水分增加，形成纤维肿胀，混浊，从而引起各种各样的眼部疾病。

饮食保健

①少吃多餐，忌食各类糖类甜品。

②多食茎叶类蔬菜，多食粗纤维、低脂肪膳食。

③少吃动物脂肪及胆固醇较多的食品。

④宜吃高蛋白质类食物，如牛奶、瘦肉、鳝鱼等。宜吃富含维生素A的食物，如胡萝卜、菠菜等。

⑤少食糖分较高的食物，如桂圆、黑枣、甜瓜等。忌食辛辣、油炸食品、油条、大蒜、干辣椒、芥末等。

生活保健

①注意眼部清洁：不用手乱揉眼睛，不过度用眼，也不宜做剧烈运动及潜水等活动，避免受到剧烈碰撞。

②每年至少检查一次眼底，以便及早发现病变和治疗。

③戒烟戒酒：吸烟会引起血液循环不良，饮酒可导致血管扩张，容易引起眼底出血，因此烟酒一定要禁。

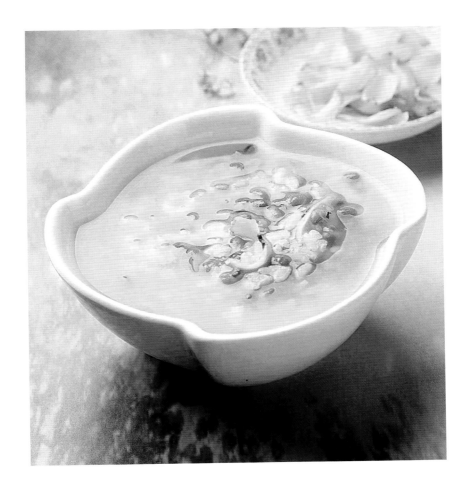

百合绿豆粥

🥟 材料

大米、百合各50克，绿豆30克，代糖适量

🍲 做法

1. 绿豆淘洗净，加适量清水浸泡3~5小时。

2. 取电饭锅，倒入大米、绿豆、百合，注入适量清水至水位线。

3. 盖上盖，按"功能"键，选择"八宝粥"功能，煮2小时，将代糖拌入煮好的粥，盛入碗中即可。

蒜香粉蒸胡萝卜丝

材料

胡萝卜170克，蒸肉米粉40克，葱花8克，盐2克，蒜末、芝麻油各适量

做法

1. 洗净去皮的胡萝卜切成丝，倒入碗中，加入盐、芝麻油、蒜末、蒸肉米粉搅拌均匀。

2. 将拌好的胡萝卜丝倒入蒸盘中，入锅蒸10分钟。

3. 取出胡萝卜丝，撒上备好的葱花即可。

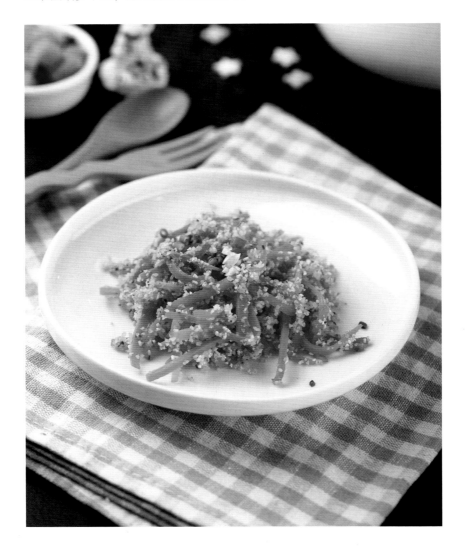

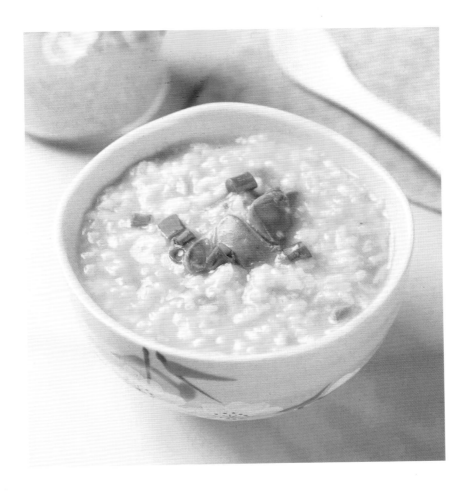

鸡肝粥

🍅 材料

鸡肝200克，水发大米500克，姜丝、葱花各少许，盐1克，生抽5毫升

🍲 做法

1. 鸡肝洗净切条。

2. 砂锅注水，倒入泡好的大米拌匀，加盖大火煮开后，转小火续煮40分钟至熟软。

3. 揭盖，倒入切好的鸡肝、姜丝、盐、生抽拌匀，煮5分钟至鸡肝熟透，放入葱花拌匀即可。

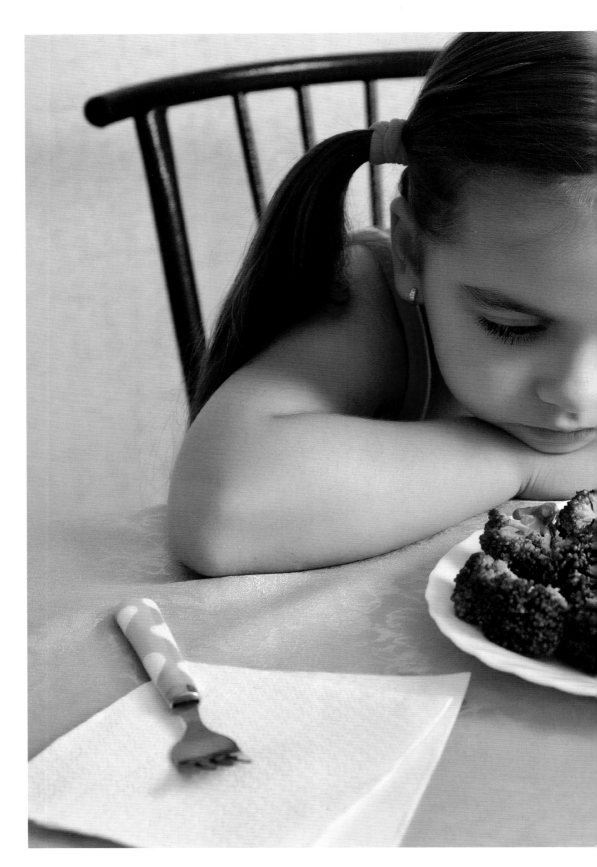

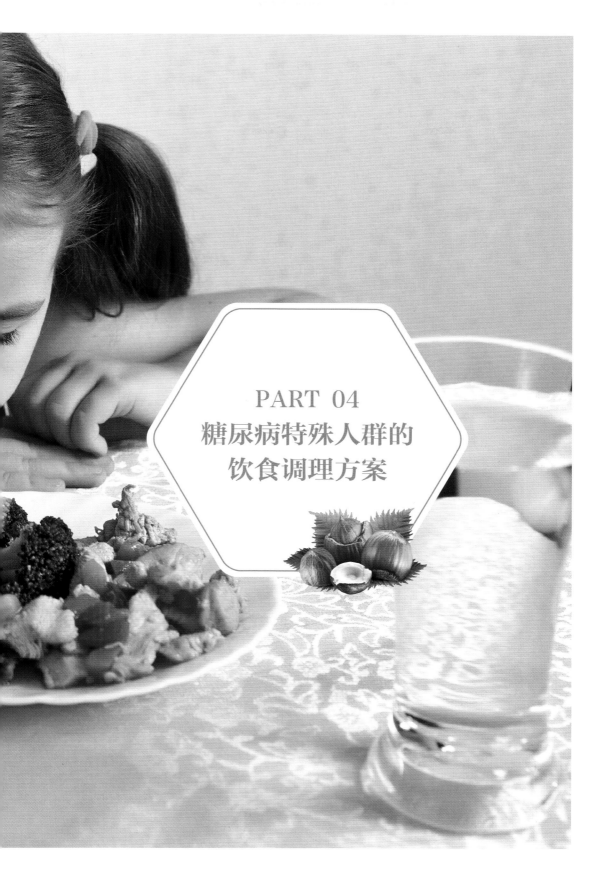

PART 04
糖尿病特殊人群的
饮食调理方案

儿童糖尿病

糖尿病是一种大家耳熟能详的常见中老年慢性病，殊不知，以儿童、青少年为主的特殊人群糖尿病，发病率已经占到了糖尿病患者的5%，且数量正以每年近10%的速度大幅度上升。预防和控制儿童青少年糖尿病刻不容缓！

1.儿童常见糖尿病的分型

0~18岁的孩子都可患糖尿病，但不同的年龄段，分型有所不同：

· 6个月以内的孩子多发特殊类型糖尿病；

· 6个月到青春期前后的孩子多发1型糖尿病，此型糖尿病难以预防，重在早期发现；

· 青春期以后的孩子多发2型糖尿病，此型糖尿病重在预防。

2.为何儿童会患糖尿病

儿童糖尿病目前大都发现是1型糖尿病，然而随着饮食习惯的改变，肥胖儿童得2型糖尿病的也逐年增多。儿童、青少年患糖尿病可能有以下原因：

（1）自身免疫系统缺陷

因为自身免疫系统缺陷，使病人身体中存在多种异常的免疫抗体，这些抗体会损伤胰岛素 β 细胞，使胰岛素无法正常分泌，即1型糖尿病。1型糖尿病多发生于青少年，因为自身无法分泌足够的胰岛素，只能依赖外源性补充以维持生命。

（2）遗传因素

糖尿病经常与家族性发病有很大关系，如果父亲、母亲等直系亲属患有糖尿病，那么此人患糖尿病的风险会比普通人高很多。

（3）饮食因素

饮食过多而不节制，营养过剩，经常吃油炸食品、甜食，不爱运动等，使原已潜在有功能低下的胰岛素 β 细胞负担过重，而诱发糖尿病。同时，因为饮食不合理导致的肥胖，也是儿童糖尿病的诱因之一。

（4）病毒感染

研究发现，2型糖尿病可能与病毒感染存在关系，病毒感染本身不会直接导致糖尿病，却可以推动人体内脏和肌肉发生胰岛素抵抗，诱发2型糖尿病。

3.糖尿病对孩子有哪些危害

注射胰岛素是治疗儿童1型糖尿病的主要手段之一，但由于注射的量是人为地根据经验及病人的情况来调节，而不是根据患者自身需求的多少来调节，因此，儿童糖尿病患者的血糖很难稳定控制。

血糖长期控制不好的孩子可能发生视网膜病变、肾病、外周神经病变、高血压、血脂异常等多种并发症，严重危害孩子的健康成长。

除此之外，还可引发酮症酸中毒。酮症酸中毒是由于胰岛素缺乏，造成体内代谢物质（糖、蛋白质、脂肪）不能转化成为能量，不能够完全分解，而以中间代谢产物的形式，即酮症堆积在人体之内，而大部分酮症是酸性物质，所以称为"酮症酸中毒"。

4.儿童糖尿病怎样合理饮食

想要让孩子的血糖维持在安全范围，又不影响生长发育，仅仅靠注射胰岛素是不行的，还需要给孩子制定合理的饮食计划并严格执行，特别需要注意以下几点：

（1）确定每日饮食热量摄入

糖尿病患儿每日摄入热量计算公式：每日饮食总热量=1000+年龄×（70~100）千卡/天。

若孩子较胖，应选择偏向70；若孩子平时胃口较大，应选择偏向100，因为他平时的消耗或食用的食物偏多，否则他的饥饿感很强，不利于饮食管理。确定热量后，再按照本书第一章中介绍的食物交换份法，计算三餐和加餐的主食、副食量。

（2）平衡膳食

不同的食物所含的营养素特点不同，家长要注意保证孩子饮食的多样化，每餐饮食都应包括主食、荤菜、蔬菜等，适当添加牛奶、鸡蛋、鱼虾、瘦肉以及豆制品等。

（3）充分保证新鲜蔬菜、水果的摄入

儿童糖尿病患者应遵循世界卫生组织提出的"每日五蔬果"的原则，在种类的选择上要注意每天选择五种不同颜色、不同类别的蔬菜、水果，充分保证蔬菜水果的摄入。

（4）细嚼慢咽

吃饭细嚼慢咽，让一餐摄入的各种食物充分混合，这样可以降低混合膳食的血糖指数。同时，细嚼慢咽也有助于减轻儿童消化系统的负担，使得人体能够更加充分地消化和吸收来自于食物中的营养素。

（5）定时定量进餐

定时定量，及时进餐，也是家长需要特别注意的一点，可以保障孩子的血糖波动较小，尽量保持在正常范围。

（6）改变全家饮食习惯

家庭饮食习惯是最重要的一环，最好能够在制定适合糖尿病患儿的个性化饮食计划基础上，整个家庭都一同使用这种健康饮食。在一些有特殊饮食的节假日或庆典，如端午吃粽子、正月十五吃汤圆等，这些食物往往热量较高，要学会及时调整当天的胰岛素剂量，并且陪患儿一起增加体育运动，而不是避免参加庆典活动。

5.如何控制好血糖，帮孩子远离糖尿病伤害

（1）加强血糖监测

对于刚刚确诊1型糖尿病的患儿，无论采用什么样的治疗方法，加强血糖监测都是治疗的基础。建议监测血糖每天8次，三餐前、三餐后2小时、睡前及半夜3点的血糖水平，可以了解胰岛素、饮食、运动与血糖之间是否匹配。在达到血糖控制较好、病情稳定后，可以根据选择的治疗药物、治疗强度等适当调整血糖监测频率。如果在生病等血糖波动较大的特殊时期，也需要加强血糖监测。

对于患有2型糖尿病的儿童，血糖监测频次可以比1型糖尿病少一些，但也需要定期监测，不能疏忽大意。血糖监测的频率，应该根据患儿血糖控制情况和自身条件灵活制定，在血糖控制比较好时，每周测定几次餐前、餐后血糖即可；而控制不理想时应增加测量频次，如每日测定三餐的餐前、餐后和凌晨血糖。

如果使用胰岛素，一定要注意无症状低血糖的检测。糖化血红蛋白一般每3个月测1次，如未达标则需要强化治疗。美国糖尿病协会建议对于所有儿童糖尿病患者，推荐HbA1c目标＜7.5％。

（2）正确使用胰岛素

每个糖尿病患儿的血糖波动情况不一样，需根据孩子的血糖监测结果，在医生指导

下选择不同的治疗方案。

在早期可以选择比较简单的方法，在病程比较长的时候，血糖容易不稳，可通过餐前大剂量及长效的基础胰岛素配比来进行治疗。

绝大多数的1型糖尿病患者是要终生治疗，而2型糖尿病在早期可以通过改善生活方式，包括控制饮食和积极运动可以得到控制，甚至部分病人可以完全脱离药物治疗。

（3）积极锻炼身体

尽量不要在患儿卧室摆放电视、iPad、游戏机等，要鼓励患儿多参加运动和体育活动，运动可以帮助孩子增强免疫力，减少未来糖尿病慢性并发症的发生风险，如心血管疾病等。

医师可以为患者开具"运动处方"，包括运动时间、强度和频次，以提高患者的依从性。

· 低强度：运动时可以唱歌。

· 中强度：运动时可以说话，可能气喘。

· 高强度：运动时，上气不接下气。

如每天至少60分钟中到高强度的运动，这60分钟的运动不需一次做完，可分为多次完成，每次10～15分钟即可。如果在锻炼之前血糖水平偏低，应该先额外补充一些糖类食物。

（4）调整好情绪

对于儿童或青少年糖尿病患者，父母或监护人在糖尿病管理中的作用至关重要。

目前而言，尽管适当的胰岛素治疗可以给予患者接近正常人的预期寿命，但在整个疾病过程中，还需要教育患者或其亲属掌握饮食（糖类摄入量）、运动、影响血糖控制的特殊事件（聚会、疾病、锻炼、月经）、血糖监测、胰岛素注射方法、急慢性并发症的识别和预防以及心理调整等多个方面的知识，即应对患者和至少一名家庭成员进行糖尿病自我管理教育。要经常带孩子看医生，让儿童糖尿病患者与医生有独处沟通的时间，养成与医生沟通的习惯。

情绪波动也会影响血糖，如果孩子对自己病情不理解、不接受，家长应该多加疏导，帮助孩子保持良好的情绪。

菠菜小银鱼面

🍲 材料

菠菜60克，鸡蛋1个，面条100克，水发银鱼干20克，盐2克，鸡粉少许，食用油4毫升

🍜 做法

1. 将鸡蛋打入碗中搅散；菠菜洗净切成段。

2. 锅中注入适量清水烧开，放入少许食用油，再加入盐、鸡粉、银鱼干，煮沸后倒入面条，用中小火煮4分钟至面条熟软。

3. 倒入菠菜搅拌匀，再煮片刻至面汤沸腾，倒入蛋液，边倒边搅拌使蛋液散开，煮至蛋花浮起即成。

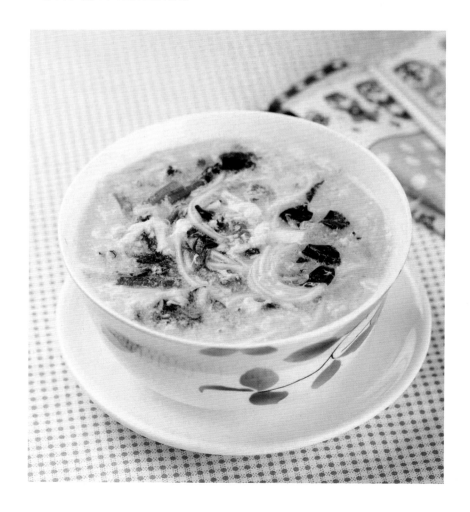

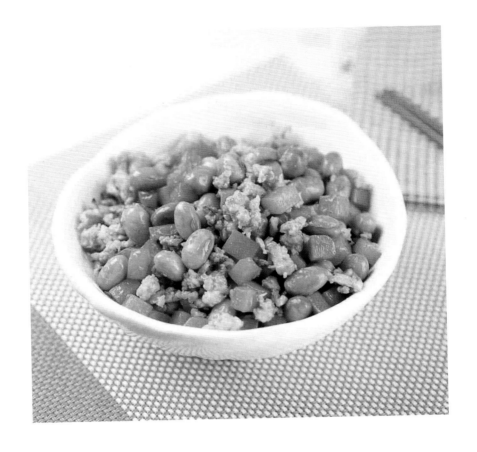

肉末胡萝卜炒青豆

🥟 材料

肉末、青豆各90克，胡萝卜100克，姜末、蒜末、葱末各少许，盐3克，鸡粉少许，生抽4毫升，水淀粉、食用油各适量

🍲 做法

1. 将洗净的胡萝卜切条形，再切成粒。锅中注水烧开，加入少许盐，倒入胡萝卜粒，撒上洗净的青豆，再淋入少许食用油，搅拌几下，煮1分30秒至食材断生后捞出，沥水，放在盘中，待用。

2. 用油起锅，倒入备好的肉末，快速翻炒至其松散，待其色泽变白时倒入姜末、蒜末、葱末，炒香、炒透，再淋入少许生抽，拌炒片刻，倒入焯煮过的食材，用中火翻炒匀，转小火，调入盐、鸡粉，再翻炒片刻至全部食材熟透，淋入少许水淀粉，用中火炒匀，关火后盛出即可。

银耳核桃蒸鹌鹑蛋

材料

水发银耳150克，核桃25克，熟鹌鹑蛋10个，代糖少许

做法

1.泡发好的银耳切去根部，切成小朵；备好的核桃用刀背将其拍碎。

2.备好蒸盘，摆入银耳、核桃碎，再放入鹌鹑蛋、代糖，待用。

3.食材放入蒸锅，盖上锅盖，调转旋钮定时20分钟，待时间到，掀开盖，
　将食材取出即可。

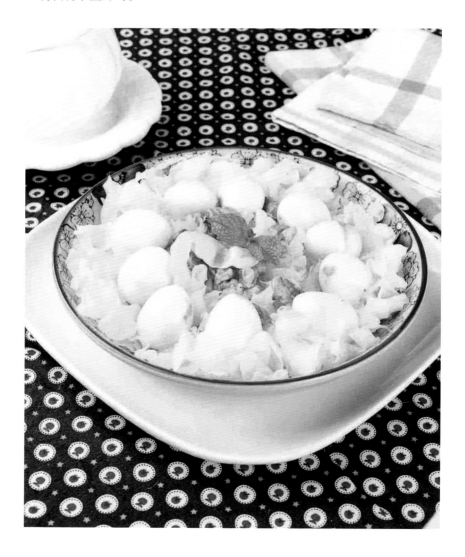

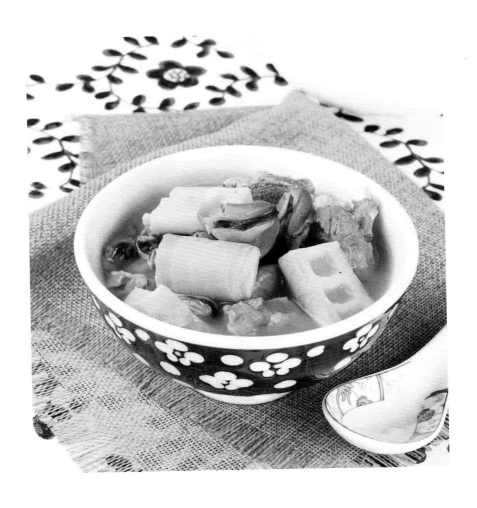

淡菜竹笋筒骨汤

🍲 材料

竹笋100克，筒骨120克，水发淡菜干50克，盐、鸡粉各1克，胡椒粉2克

🍲 做法

1. 洗净的竹笋切去底部，横向对半切开，切小段；沸水锅中放入洗净的筒骨，余烫2分钟至去除腥味和脏污，捞出沥干水分，待用。

2. 砂锅注水烧热，放入余烫好的筒骨，倒入泡好的淡菜，放入切好的竹笋，搅匀，加盖，用大火煮开后转小火续煮2小时至汤水入味。

3. 揭盖，加入盐、鸡粉、胡椒粉，搅匀调味，盛出煮好的淡菜竹笋筒骨汤，装碗即可。

妊娠期糖尿病

在孕24~28周的产检项目中，孕妈妈要进行一项检查：糖筛，也就是妊娠期糖尿病筛查，如果发生妊娠期糖尿病而不对血糖进行控制，对母亲和胎儿都会造成不良影响。

1.妊娠期糖尿病有哪些危害

妊娠糖尿病跟普通糖尿病差不多，主要表现为多食、多饮、多尿、体重不增或增加的体重与孕周严重不符，有些孕妈会感到易疲乏。因为这些症状跟孕期反应差不多，所以有时得不到孕妈们的重视。但妊娠糖尿病不论是对孕妈还是胎儿，都有可能产生严重的后果！

（1）对孕妇的影响

孕妇易于并发妊娠高血压疾病，易发生羊水过多，高血糖容易并发感染。如果没有及时诊断和治疗，严重者可发生糖尿病酮症酸中毒，产后还可能长期患糖尿病。

（2）对胎儿的影响

母体血液中的糖分的浓度升高，会通过胎盘将大量的糖输送给胎儿，容易使宝宝长得过大，导致巨大儿；而有的胎儿可能无法继续发育，形成死胎；早孕胚胎处于高血糖的环境中，易于发生自然流产、胎儿畸形；羊水过多易导致胎膜早破，而发生早产；孕晚期易发生胎儿缺氧，严重者可发生胎死宫内。

（3）对孩子的远期影响

部分孩子以后会患2型糖尿病、青少年肥胖、神经心理失调等疾病。

2.孕期血糖的理想范围

按照中国2007年的妊娠期糖尿病的诊断和治疗推荐指南，妊娠期血糖控制标准如下：

时间点	血糖值　毫摩尔/升 (mg/dl)
空腹	3.3~5.6（60~100）
餐后2小时	4.4~6.7（80~120）
夜间	4.4~6.7（80~120）
餐前30分钟	3.3~5.8（60~105）

结合这个标准，妊娠期糖尿病患者的控制目标是：空腹血糖在5.6毫摩尔/升以下，餐后2小时血糖在6.7毫摩尔/升以下。

3.得了妊娠期糖尿病怎么办

妊娠期糖尿病也没有那么可怕，只要按照常规控制饮食、少量多餐、规律锻炼、定期监测血糖、进行胎儿监护、及时终止妊娠、产后检查新生儿血糖，是可以达到理想的妊娠结局的。

（1）控制饮食

孕妈可以多吃点新鲜低糖水果和蔬菜，但要控制自己的食欲，不要吃得过饱，不要过多食用高糖、高脂肪、高能量的食物，可以少量多次，一天两至三次加餐，不要使体重增长过高（正常体重妇女推荐整个孕期体重增长11.5~15.0千克，每周增加0.5~1.0千克）。

（2）适当运动

适量的运动能够增加肌肉力量，促进新陈代谢，所以孕期不建议孕妈养尊处优，可以从事一般的工作和劳动，也可以做一些安全有益的运动，如游泳、快走、瑜伽。运动要注意保持"聊天式运动"，就是你如果可以边运动边轻松聊天，说明你的运动没有过量，对你和宝宝都安全。

（3）胰岛素治疗

在药物治疗方面孕期主要是选用胰岛素，且首选单组分人胰岛素，何时开始胰岛素治疗需要听从医生的指导。

胰岛素应用过程中可能会出现低血糖，孕妇低血糖时对胎儿的危害甚至大于高血糖，所以不能把血糖降得过低，良好的血糖控制需在血糖达标和防止低血糖之间达到平衡。

（4）加强产检

每1~2月做一次产检，内容包括眼底、肾功能、心血管系统及B超等。

（5）提前住院待产

在预产期前4周左右住院，以便更好地控制病情，防止胎死宫内、胎儿过大造成的难产，还可结合自身健康状况选择分娩的方式。

4.糖尿病患者如何孕育才安全

如果孕前就已患有糖尿病，怀孕后就称为糖尿病合并妊娠，也叫孕前糖尿病。相对于妊娠糖尿病，孕前糖尿病要危险得多，因为这类孕妈的血糖升高程度相对更为严重。如果孕前糖尿病合并了糖尿病肾病或增生性视网膜病变，或同时患有冠心病、高血压等影响妊娠结局的疾病，应终止妊娠。

因此对于孕前就患糖尿病的备孕女性来说，建议至少在糖尿病得到良好控制3个月之后，再在医生指导下考虑妊娠。

五谷丰登

材料

红薯200克，山药、玉米各300克，毛豆、鲜花生各100克，五香料包1个，盐适量

做法

1.将山药刷洗净，切段；玉米切段；红薯洗净切去头尾。

2.将山药、玉米、红薯放入蒸锅蒸20分钟至熟透。

3.毛豆、鲜花生刷洗净，花生壳一头捏开，放入锅中，加五香料包、盐，煮10分钟。

4.所有食材取出装盘即可食用。

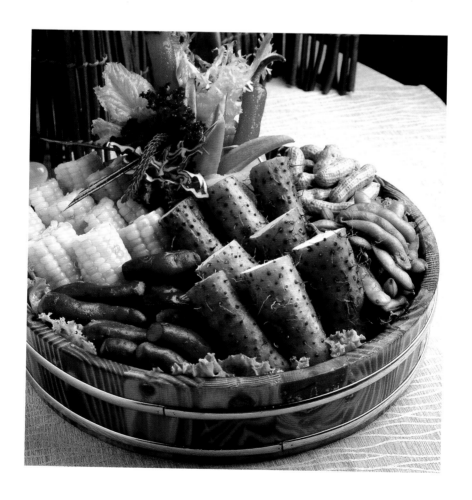

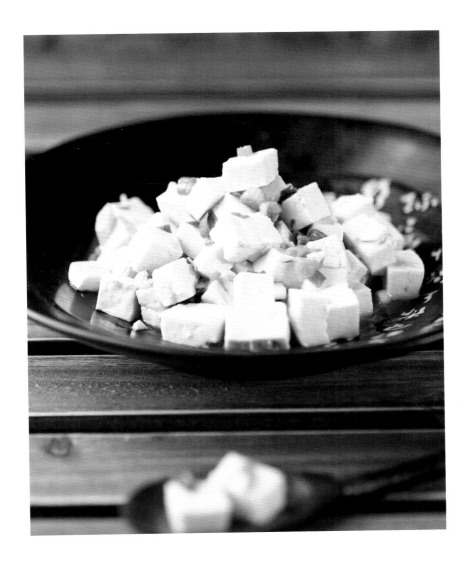

香葱拌豆腐

🍲 材料

豆腐300克，小葱30克，盐2克，鸡粉3克，芝麻油4毫升

🍚 做法

1.豆腐切成小块；小葱洗净切粒。

2.将豆腐放入沸水锅中焯煮片刻，去豆腥味，捞出沥干装入碗中。

3.加入葱花，加入盐、鸡粉、芝麻油，用筷子轻轻搅拌均匀即可食用。

黄花菜蒸草鱼

🐟 材料

草鱼肉400克，水发黄花菜200克，红枣20克，枸杞、姜丝、葱丝各少许，盐3克，鸡粉2克，蚝油6克，生粉15克，料酒7毫升，蒸鱼豉油15毫升，芝麻油、食用油各适量

🍲 做法

1. 将洗净的红枣切开，去核，再把果肉切小块；洗净的黄花菜切去蒂；洗净的草鱼肉切块，把鱼块装入碗中，撒上姜丝、葱丝、枸杞，倒入切好的红枣、黄花菜，再淋上少许料酒，加入适量鸡粉、盐、蚝油。

2. 注入蒸鱼豉油、食用油，搅拌匀，倒入生粉，拌匀上浆，滴上少许芝麻油拌匀，腌渍至其入味。

3. 取一个干净的蒸盘，摆上拌好的材料，码放整齐静置待用。蒸锅上火烧开，放入蒸盘，盖上盖，用大火蒸10分钟至食材熟透揭开盖，取出蒸好的菜肴即可。

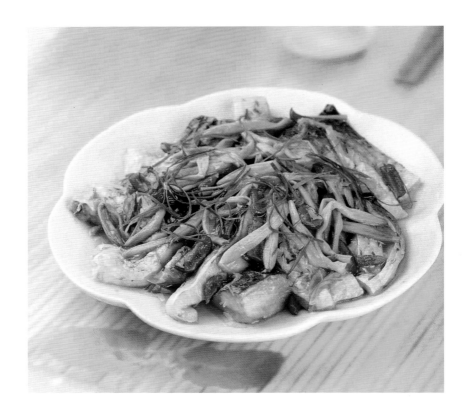

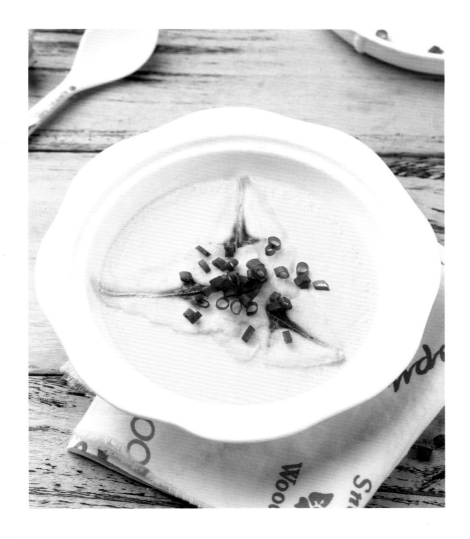

蛋黄鱼片

材料

草鱼300克，鸡蛋3个，葱花少许，盐、水淀粉、胡椒粉、鸡粉各适量

做法

1.草鱼取肉切片，加盐、水淀粉拌匀腌10分钟。

2.鸡蛋打入碗内，去蛋清，蛋黄加盐、鸡粉、胡椒粉、少许温水拌匀。

3.将蛋液倒入蒸盘中，入锅慢火蒸5分钟，取出将鱼片铺在蛋羹，继续蒸5分钟，取出撒上葱花即成。

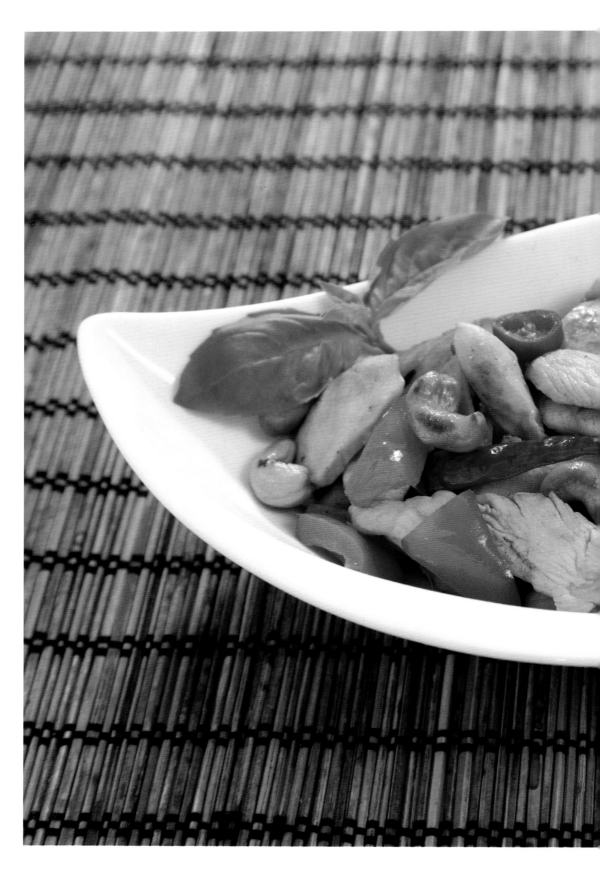

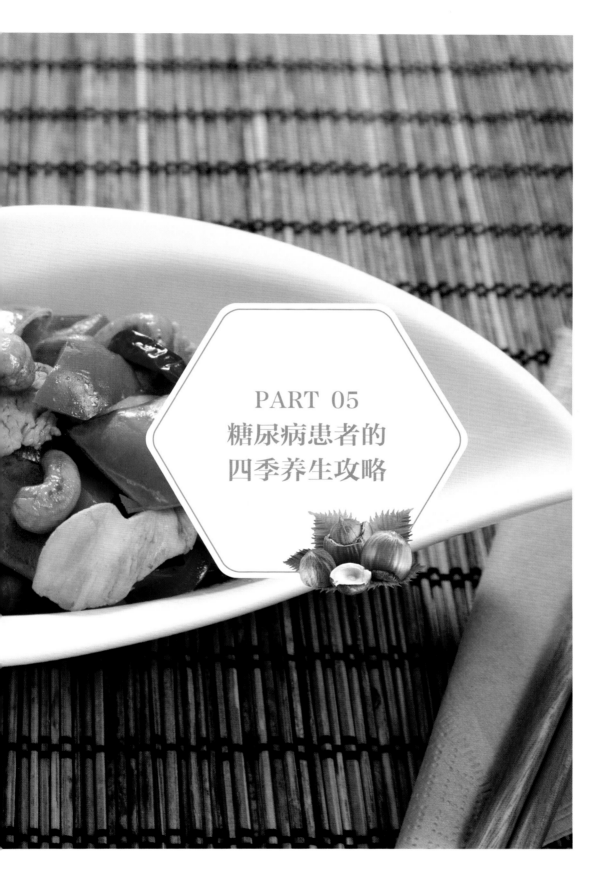

PART 05
糖尿病患者的
四季养生攻略

春季

1.注重养肝，补充阳气

首先注重养肝，宜舒畅情志，少生气，避免长时间的精神紧张，使精神情志有张有弛，肝气畅达，逆春天生发之气则易伤肝。其次应顺春时之气早睡早起。第三注重春夏养阳，饮食方面宜省酸增甘，宜辛温甜，利湿祛寒，如煮菜做汤时多加些姜、胡椒等辛味的调味品，少用一些咸味和苦味的食品。第四是加强体育锻炼，如太极拳、八段锦、户外运动，亦可进行头部推拿保健及揉肚腹法等锻炼。最后别忘记体检，做个糖化血红蛋白检查，看一看冬季的平均血糖水平，如果小于6.5%则说明血糖控制得不错。

2.预防传染病

很多人喜欢春季，因为气温回暖会让人觉得特别舒服，可是一些病菌同样也会选择在这个时候繁殖，对于糖尿病患者来说，春季更应该做好保养工作。

春季虽然气温逐渐回暖，但是糖尿病患者自身抵抗力明显不如正常人，加上春季的时候早晚温差较大，很容易导致糖尿病患者患上其他疾病，从而引起感染。这样一来对血糖的控制就更加难了，心血管病变、神经病变、微血管病变等一系列病变可能都会随之而来。一场小小的感冒，对糖尿病患者来说可能会造成不可逆的严重后果，因此，糖尿病患者更应该加强预防。

糖尿病患者要遵守"春捂秋冻"这个道理，不能过早地脱掉冬装，应该尽量保暖，即便是天气特别好，气温特别高，也不要一下子将衣物减少太多，这样很可能让寒气乘虚而入。另外，家中一定要保持空气流通。平时最好少去一些人多的地方，人多的地方细菌也多，而春季也是传染病的高发期，糖尿病患者自身抵抗力低，常在人多的地方活动容易感染疾病，出门的时候应该注意佩戴口罩。

如果得了感冒，在饮食上可以进行调整，可以多吃一些枸杞、山药、芋头等，平时最好配合穴位按摩来抵抗感冒病菌。春季时，糖尿病患者应该经常到比较宽敞而且阳光充足的地方活动，呼吸新鲜空气，锻炼身体，增强体质，这样感冒就可以快速好起来了。

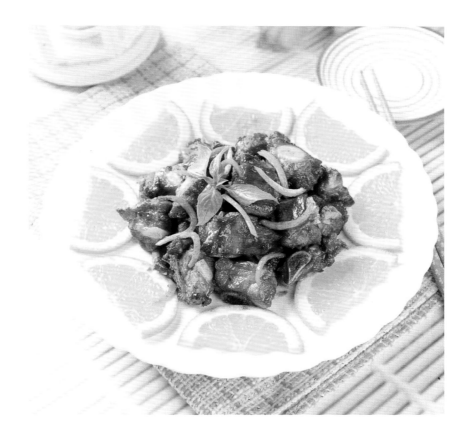

香橙排骨

🥟 材料

猪小排500克，香橙250克，橙汁25毫升，盐2克，鸡粉3克，料酒、生抽各5毫升，老抽、水淀粉、食用油各适量

🍲 做法

1.洗净的香橙取部分切片，取盘，将切好的香橙摆放在盘子周围；将排骨倒入碗中，加入老抽、生抽、料酒，用筷子拌匀，倒入水淀粉腌渍30分钟，将剩余的香橙切去瓤，留下香橙皮，切细丝。

2.热锅注油，烧至六成热，放入排骨炸好，盛出沥油，装盘备用。

3.用油起锅，倒入排骨，加入料酒、生抽、橙汁，注入适量清水，放入盐、鸡粉拌匀，加盖，大火煮开后转小火焖4分钟至熟，倒入部分香橙丝拌匀，将排骨盛出，摆入香橙盘中，撒上香橙丝即可。

虾菇油菜心

🍲 材料

小油菜100克，鲜香菇60克，虾仁50克，姜片、葱段、蒜末各少许，盐、鸡粉各3克，料酒3毫升，水淀粉、食用油各适量

🍲 做法

1. 将洗净的香菇切成小片；洗好的虾仁由背部划开，挑去虾线，把虾仁装在小碟子中，放入少许盐、鸡粉、水淀粉拌匀，再注入适量食用油，腌渍约10分钟至入味。

2. 锅中注入约500毫升清水烧开，放入少许盐、鸡粉，再倒入洗净的小油菜，搅拌片刻，煮约1分钟至其断生后捞出，沥水待用，再放入香菇拌匀，煮约半分钟捞出，沥水待用。

3. 用油起锅，放入姜片、蒜末、葱段，用大火爆香，倒入香菇，再放入虾仁炒匀，淋入少许料酒，翻炒一会儿至虾身呈淡红色，加入盐、鸡粉调味，用大火快炒至熟，关火。

4. 取一个盘子，摆上小油菜，再盛出锅中的食材，装盘即可。

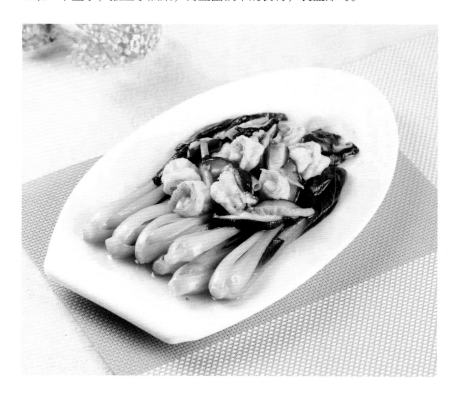

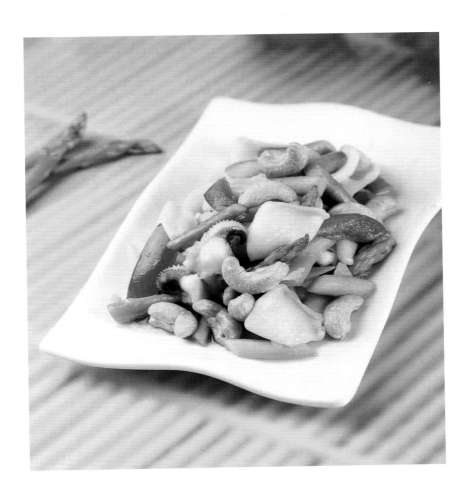

芦笋腰果炒墨鱼

🍲 材料

芦笋80克，熟腰果30克，墨鱼100克，彩椒50克，姜片、蒜末、葱段各少许，盐4克，鸡粉3克，料酒8毫升，水淀粉6毫升，食用油适量

🍳 做法

1. 芦笋洗净去皮切成段；彩椒切成小块；墨鱼切片装入碗中，加入少许盐、鸡粉、料酒、水淀粉拌匀腌渍10分钟。

2. 锅中注入适量清水烧开，把墨鱼倒入沸水锅中，余烫片刻捞出备用。

3. 热锅注油烧热，倒入姜片、蒜末、葱段爆香，放芦笋、彩椒翻炒片刻，放入腰果和墨鱼，加盐、鸡粉翻炒均匀即可。

夏季

1.血糖波动较大，严防低血糖

夏季糖尿病患者的血糖水平波动比较大，因此，夏季糖尿病患者更应该注意保养身体。

很多人的食欲都会受到炎热天气的影响而有所下降，糖尿病患者的食欲自然也受到影响，有些糖尿病患者会出现食欲减退的现象，每天吃饭只吃两餐，这样很容易出现低血糖的症状。因此，很多糖尿病患者开始减少口服降糖药的药量，或是减少注射胰岛素的剂量，这样做是错误的，擅自调整降糖药的用药量很容易引起血糖水平波动。

此时应该继续坚持治疗，并且时刻注意做血糖监测，以多次监测的结果为准，如果需要调整用药量，需要咨询专业的医生，由医生重新制订一套治疗方案，切勿自己随意进行调整。

2.防暑降温

夏季天气热，如果人经常在室外活动很容易中暑，建议糖尿病患者锻炼的时候最好选择在傍晚。如果是白天外出锻炼，最好选择在树荫下进行锻炼，尽量避免阳光直射，防止中暑。老年糖尿病患者口渴的感觉比较迟钝，所以，很容易因为体内水分不足而发生脱水现象。如果身体脱水严重，还会引起高血糖高渗状态，或是引发血栓。

在夏季糖尿病患者也要多喝水，每天最少喝1500毫升，如果平时的运动量比较大，汗出得比较多，应该适当地补充更多的水分。

3.蚊虫叮咬别抓挠

夏季是糖尿病并发症的高峰期，很多糖尿病患者会在夏季出现皮肤感染的现象，因此，在衣物的选择上也需要格外注意，尽量选择透气、吸汗、比较轻薄的纯棉衣服。平时要注意皮肤的清洁，多洗手，多洗澡，还要防止蚊虫叮咬。

建议糖尿病患者夏季外出时，最好可以在衣服和皮肤上喷洒一些花露水，这样可以防止蚊虫叮咬。如果被蚊虫叮咬了，千万不要用手用力挠，可以涂抹清凉油或是止痒消肿的药物治疗，避免抓伤之后造成皮肤感染。

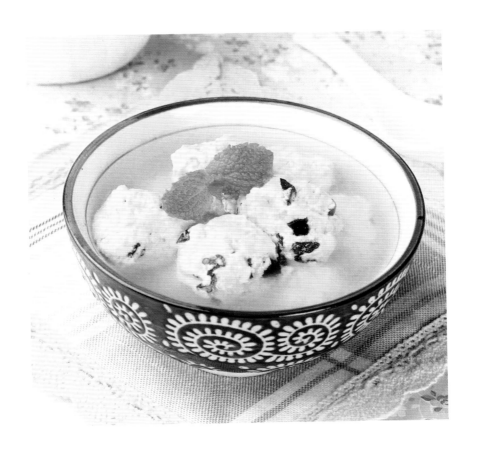

豆腐狮子头

🥘 材料

老豆腐155克，虾仁末60克，猪肉末75克，鸡蛋液60克（1个），去皮马蹄40克，生粉30克，木耳碎40克，葱花、姜末各少许，盐、鸡粉各3克，胡椒粉、五香粉各2克，料酒5毫升，芝麻油适量

🍲 做法

1.马蹄去皮剁碎；豆腐装碗，用筷子夹碎。

2.将马蹄、虾仁末、肉末、木耳、葱花、姜末、鸡蛋液混合，加入1克的盐和鸡粉，放入胡椒粉、五香粉和料酒，沿一个方向拌匀，倒入生粉搅拌至馅料上劲。

3.用手取适量馅料挤出丸子状，放入沸水锅中煮约3分钟，掠去浮沫，加入2克的盐和鸡粉，关火后淋入芝麻油，盛出即可。

177

虾皮炒冬瓜

🥟 材料

冬瓜170克，虾皮60克，葱花少许，料酒、水淀粉各少许，食用油适量

🍲 做法

1. 将洗净去皮的冬瓜切小丁块，备用。

2. 锅内倒入适量食用油，放入虾皮拌匀，淋入少许料酒，炒匀提味，放入冬瓜炒匀，注入少许清水炒匀，盖上锅盖，用中火煮3分钟至食材熟透。揭开锅盖，倒入少许水淀粉，翻炒均匀。

3. 关火后盛出炒好的食材，装入盘中，撒上葱花即可。

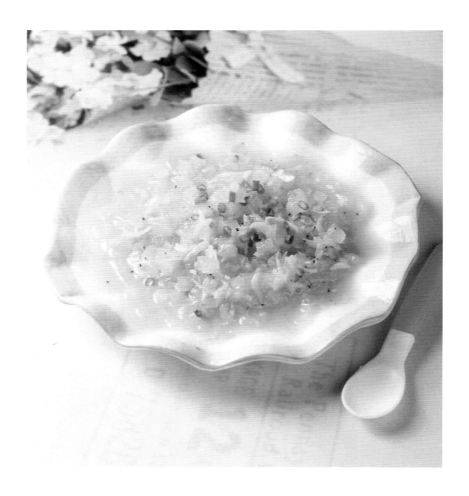

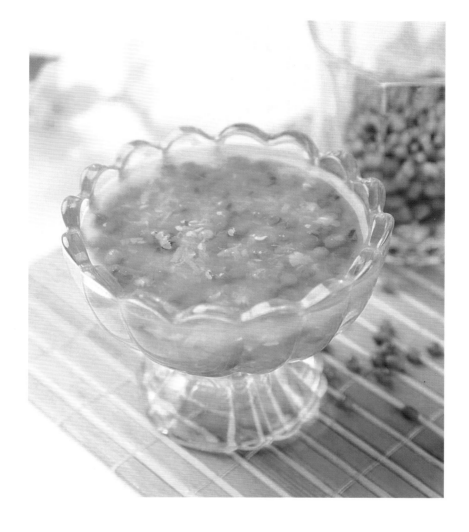

清凉绿豆沙

🥣 材料

绿豆65克

😋 做法

1.碗中注入适量清水，放入洗净的绿豆，浸泡约2小时。

2.锅中注入适量清水烧开，倒入泡好的绿豆。

3.烧开后用小火煮至食材熟软，捞出绿豆皮，关火后盛出煮好的绿豆沙，
   装入杯中即成。

清蒸多宝鱼

材料

多宝鱼400克，姜丝40克，红椒35克，葱丝25克，姜片30克，葱段少许，盐3克，蒸鱼豉油10毫升，食用油适量

做法

1. 红椒去籽切成丝；多宝鱼处理干净，装入蒸盘中，垫上葱段、姜片，撒上少许盐，腌渍一会儿。
2. 蒸锅上火烧开，放入多宝鱼的盘子，用大火蒸约10分钟，至鱼肉熟透，取出倒掉盘底汤汁。
3. 在鱼身上摆好姜丝、葱丝、红椒丝，浇上热油，再淋适量蒸鱼豉油即成。

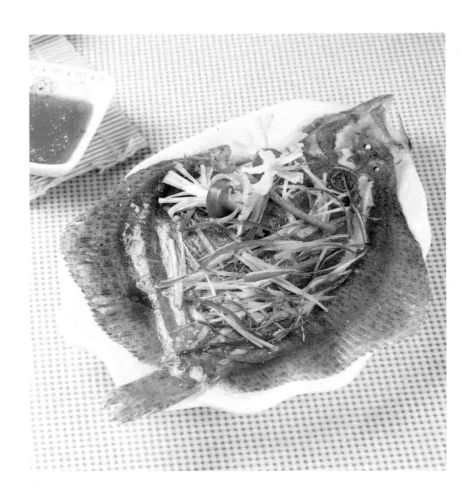

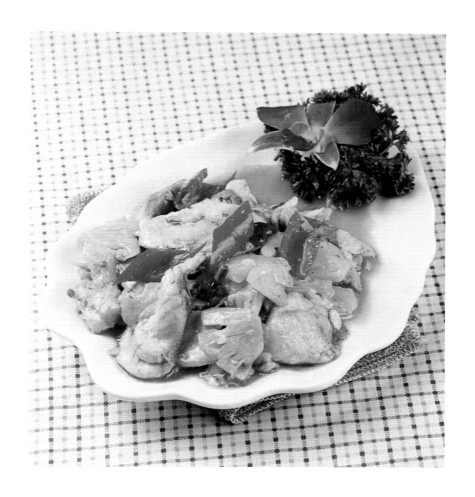

菠萝炒鱼片

🍲 材料

菠萝肉75克，草鱼肉150克，红椒25克，姜片、蒜末、葱段各少许，豆瓣酱7克，盐2克，鸡粉2克，料酒4毫升，水淀粉、食用油各适量

🍵 做法

1. 将菠萝肉切成片；红椒去籽切成小块；草鱼肉切成片，加入少许盐、鸡粉、水淀粉拌匀腌渍约10分钟。

2. 热锅注油，烧至五成热，放入腌好的鱼片滑油至断生，捞出沥干油待用。

3. 用油起锅，放入姜片、蒜末、葱段爆香，倒入红椒、菠萝肉快速炒匀，倒入鱼片，加入盐、鸡粉、豆瓣酱，淋入少许料酒，翻炒至食材熟透即可。

秋季

1.合理饮食，防秋燥

秋季到来，天气一天比一天干燥，中医认为"燥"能够损伤人体的肺阴。绝大多数糖尿病患者都属于阴虚燥热的体质，这种体质的糖尿病患者对燥邪比较敏感，所以，在秋季的时候一定要多注意防燥。

· 每天少量多次地饮用牛奶和开水，可以帮助人体养阴润燥。

· 饮食最好以清淡、滋润为主，糖尿病患者可以吃一些有滋阴润肺功效的水果，例如柚子、梨、柑橘、马蹄、枇杷等。平时还可以多吃一些有生津润燥、清热通便功效的蔬菜，例如，莲藕、茭白、白菜、黄瓜、冬瓜、萝卜等。这些食物都可以帮助人体减少秋燥产生的不良影响。

· 秋季应少吃辛辣的食物，例如，辣椒、姜、蒜、葱、八角、花椒等，这些食物可以加重人体的"秋燥"。除了辛辣的食物要尽量少吃以外，油炸和烧烤类的食物也要少吃，这些食物伤津耗液，会对糖尿病患者的身体造成不良影响。

2.适当运动

秋高气爽是运动的好时机。适当的运动可使人体上下之气贯通，脏腑功能增强，提高机体的抗病能力。糖尿病患者进行适当的运动可减轻体重、改善胰岛素敏感性、改善脂质代谢，有利于控制血糖稳定。因此可根据个人的喜好选择运动项目，如慢跑、气功、打太极拳、散步等。老年患者最好有人陪同，防止低血糖发生。但要注意，秋天温差较大，要根据气温变化随时增减衣物，避免感冒。秋季早晚气温低，而锻炼时一般出汗较多，稍不注意就有受凉感冒的危险。因此，不要穿着单衣到户外去活动。

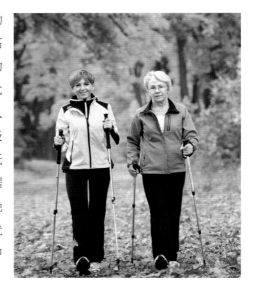

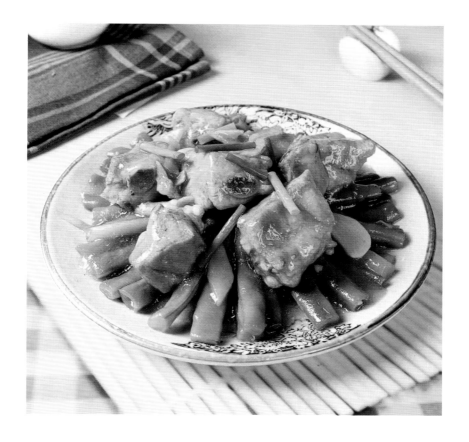

四季豆烧排骨

🍲 材料

去筋四季豆200克，排骨300克，姜片、蒜片、葱段各少许，盐、鸡粉各1克，生抽、料酒各5毫升，水淀粉、食用油各适量

🍲 做法

1. 洗净的四季豆切段；沸水锅中倒入洗好的排骨，余煮至去除血水及脏污，捞出沥水，装盘待用。

2. 热锅注油，倒入姜片、蒜片、葱段爆香，倒入余好的排骨，稍炒均匀，加入生抽、料酒，将食材翻炒均匀，注入适量清水，拌匀，倒入切好的四季豆炒匀，加盖，用中火焖15分钟至食材熟软入味。

3. 揭盖，加入盐、鸡粉，炒匀，用水淀粉勾芡，将食材炒至收汁，关火后盛出菜肴，装盘即可。

茭白烧黄豆

🍅 材料

茭白180克，彩椒45克，水发黄豆200克，蒜末、葱花各少许，盐3克，鸡粉3克，蚝油10克，水淀粉4毫升，芝麻油2毫升，食用油适量

🍲 做法

1. 洗净去皮的茭白切丁；彩椒切丁；锅中注水烧开，放盐、鸡粉、食用油，放入茭白、彩椒、黄豆拌匀，煮1分钟至五成熟，捞出沥水待用。

2. 锅中倒入食用油烧热，入蒜末爆香，倒入焯过水的食材，炒匀，放入适量蚝油、鸡粉、盐，炒匀调味。

3. 加入适量清水，用大火收汁，淋入适量水淀粉勾芡，放入少许芝麻油炒匀，加葱花翻炒，盛出装盘即可。

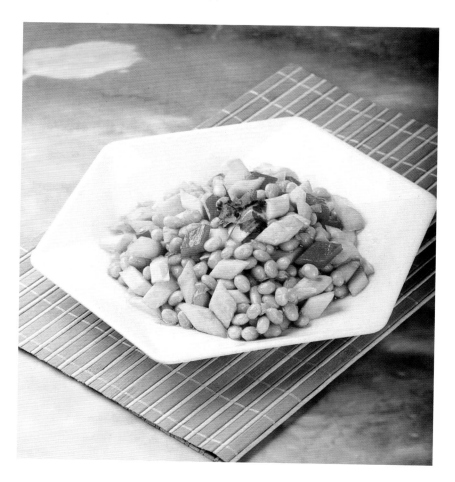

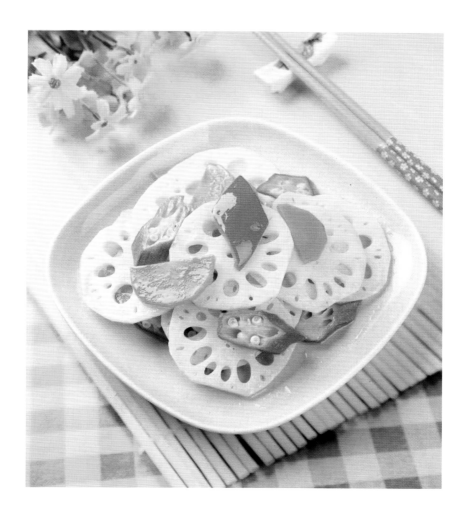

莲藕炒秋葵

🍲 材料

去皮莲藕250克，去皮胡萝卜150克，秋葵50克，红彩椒10克，盐2克，鸡粉1克，食用油5毫升

🍚 做法

1. 胡萝卜切片；莲藕切片；红彩椒切片；秋葵斜刀切片。

2. 锅中注水烧开，加入食用油、盐拌匀，倒入胡萝卜、莲藕、红彩椒、秋葵焯煮约2分钟至食材断生，捞出沥干。

3. 用油起锅，倒入焯好的食材翻炒均匀，加入盐、鸡粉，炒匀入味即可。

木耳虾皮蛋

🍚 **材料**

水发木耳150克，鸡蛋2个，虾皮适量，盐4克，蒜末5克，食用油适量

🍲 **做法**

1. 将鸡蛋打入碗中，加入洗净的虾皮打散成蛋液。
2. 炒锅内加入食用油，将打散的蛋液放入锅中的热油中，炒熟装盘备用。
3. 利用锅中剩余的油，入蒜末炒香，再放入水发木耳，翻炒至木耳发出噼啪声时，加入炒好的蛋翻炒片刻，加盐调味，出锅装盘即可。

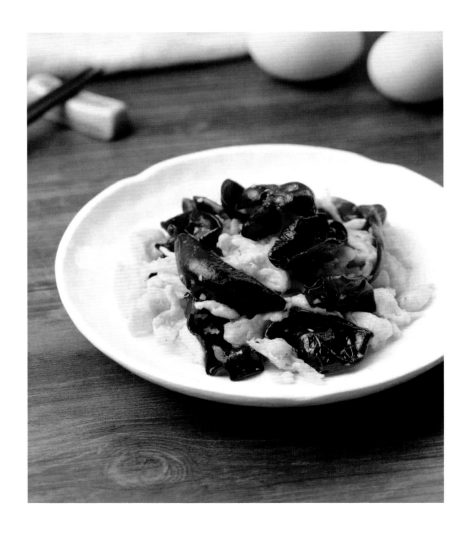

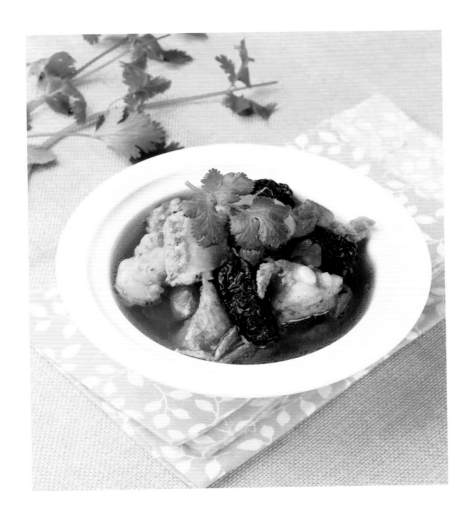

黑枣炖鸡

🥬 材料

鸡腿肉160克，排骨150克，黑枣40克，黄酒50毫升，枸杞20克，姜片、葱段各少许，盐1克

🍜 做法

1. 取一个较深的大碗，放入洗净的鸡腿肉、排骨、黑枣、姜片，加入盐、葱段、枸杞，倒入黄酒。

2. 封上保鲜膜，放入蒸锅，蒸40分钟至食材熟透入味。

3. 取出蒸好的食材，撕下保鲜膜即可。

冬季

1.冬季饮食宜忌

一般来说，四季中冬季糖尿病患者血糖水平最高，也是病情加重和发生并发症较多的季节。首先要注重养护肾气，冬季宜早睡晚起，注意保暖。其次减少思虑，松弛紧张的情绪，消除噪声的干扰，保持精神舒畅。饮食方面省咸增苦，宜杂、淡、少、软，以食补最佳，多吃羊肉、鹅肉、核桃、板栗、萝卜、地瓜、菠菜、油菜等。

2.注意保暖

冬天天气寒冷，老年人不宜过早出去锻炼身体，注意保暖，在天冷的时候多穿些衣服，洗热水澡，不要洗凉水澡，多晒太阳。冬季要适当地改变生活习惯。早晨起床与晚上临睡前，最好用温水刷牙，用餐之后用温水漱口，这样可以帮助清除牙缝中的食物残渣，时刻保持口腔卫生。平时可以根据自己的身体情况进行适当的室外运动，天气好的时候最好多到户外晒晒太阳。

3.当心心脑血管并发症

冬季来临的时候天气一天比一天冷，寒冷会引发人体血压升高和冠状动脉痉挛。如果这种情况得不到改善，长此以往很容易引发糖尿病并发症，诱发糖尿病患者患上心肌梗死、脑出血等严重疾病，建议糖尿病患者在冬季一定要做好防寒保暖工作。

4.注意保护脚部

冬季时糖尿病并发足病的患者有很多，因此冬季要格外注意保护自己的足部。冬天的夜里，如果室内的温度不高，可以穿多层的保暖袜来进行足部的保暖，注意不要用电热毯或是热水袋来暖脚。糖尿病患者的足部神经不是很敏感，对于一些疼痛和温度的变化感应不是很灵敏，如果用电热毯或是热水袋来暖脚，很容易将脚烫伤。

冬季糖尿病患者最好选择比较宽松的棉鞋，或是皮质比较柔软的皮靴或运动鞋，女性糖尿病患者最好不要穿高跟鞋或是尖头皮鞋，皮质过硬的皮鞋也尽量不要穿，避免将脚部磨破。袜子最好选择纯棉质地的，也可以考虑选择羊毛质地的保暖袜。

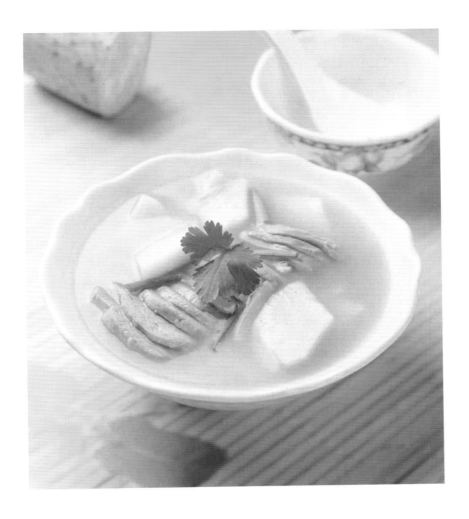

山药羊肉汤

🍲 材料

羊肉300克，山药块250克，葱段、姜片各少许

🥘 做法

1. 锅中注水烧开，倒入洗净的羊肉块拌匀，煮约2分钟后捞出过冷水，装盘备用。

2. 锅中注水烧开，倒入山药块、葱段、姜片、羊肉拌匀，用大火烧开后转至小火炖煮约40分钟。

3. 揭开盖，捞出煮好的羊肉切块，装入碗中，浇上锅中煮好的汤水即可。

189

黑豆莲藕鸡汤

🥣 材料

水发黑豆100克，鸡肉300克，莲藕180克，姜片少许，盐、鸡粉各少许，
料酒5毫升

🍲 做法

1. 将洗净去皮的莲藕对半切开，再切成块，改切成丁；洗好的鸡肉切开，
   再斩成小块。

2. 锅中注入适量清水烧开，倒入鸡块，搅动几下，再煮一会儿，去除血水
   后捞出，沥干水分，待用。

3. 砂锅中注入适量清水烧开，放入姜片，倒入余过水的鸡块，放入洗好的
   黑豆，倒入藕丁，淋入少许料酒，盖上盖，煮沸后用小火炖煮40分钟至
   食材熟透，取下盖子，加入少许盐、鸡粉。

4. 搅匀调味，续煮一会儿至食材入味，关火后盛出煮好的鸡汤，装入汤碗
   中即成。

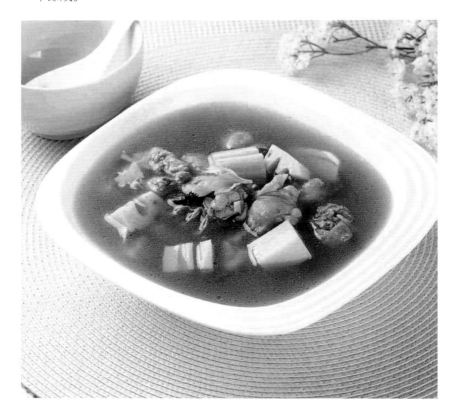

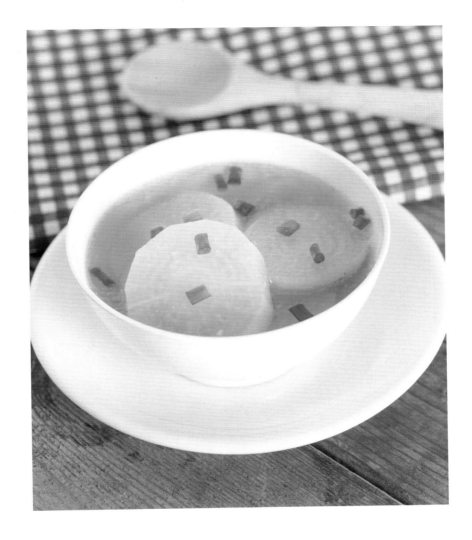

白萝卜汤

🍲 材料

白萝卜250克，葱花少许，鸡粉3克，盐、胡椒粉各2克

🍳 做法

1. 锅中注水烧开，放入洗净切好的白萝卜。

2. 盖上盖，用大火煮约3分钟，揭盖，加盐、鸡粉、胡椒粉调味，拌煮片刻至食材入味。

3. 关火后盛出煮好的汤料，装入碗中，撒上葱花即可。

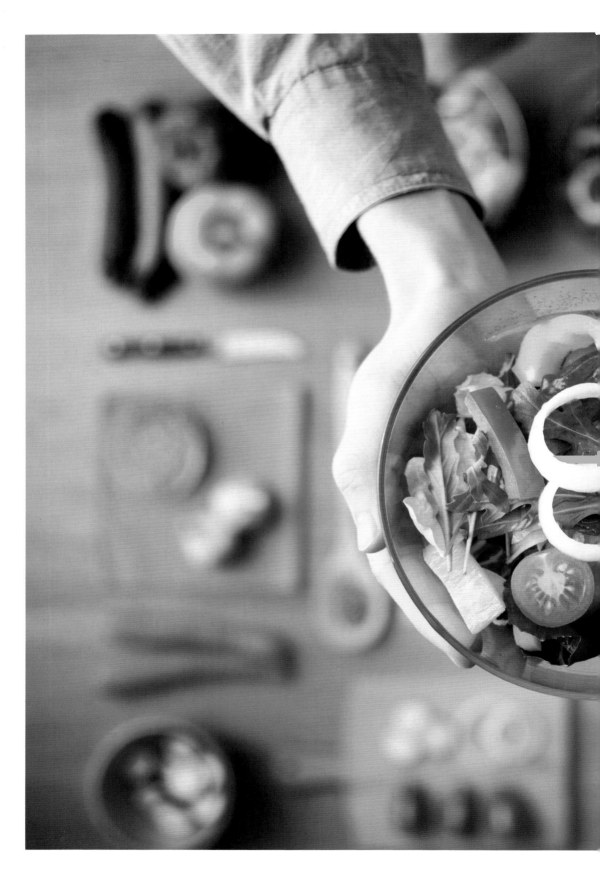

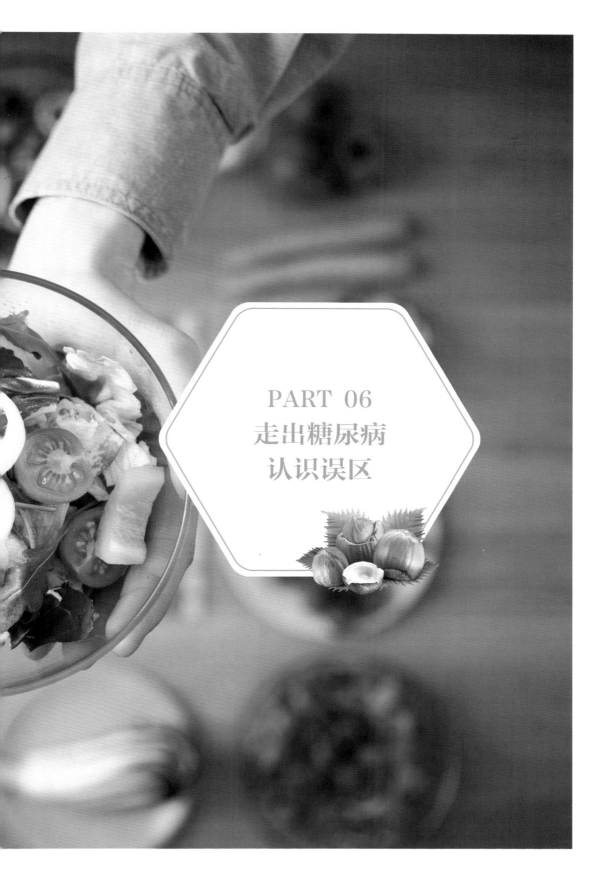

PART 06
走出糖尿病
认识误区

误区1： 糖尿病是由于过量吃糖而产生的

糖尿病是多吃糖造成的？不完全是的。糖尿病的危险因素是复杂的，总体来看分为生物/遗传和生活方式/生活环境两大类（先天和后天），生活方式危险因素中的确有膳食结构不合理，但健康人一两次大量糖分摄入并不足以引起目前已知的任何一种糖尿病。吃糖太多会造成一过性的高血糖症，但此后通过肾脏对多余糖分的不断排出，以及身体在胰岛素的指挥下不断消耗或储存血中糖分，血糖水平很快就会回到正常水平。

其实这个问题跟抽烟会不会导致肺癌类似，很多人抽了一辈子的烟都没得肺癌，但有人一根烟都没抽，却得了肺癌。所以说，抽烟只是增加了得肺癌的概率，吃糖多，同样也是增加了患糖尿病的概率。对于一个胰腺功能正常的健康人来说，多吃的糖会被机体利用、转化、储存、排出，保持血液中葡萄糖水平在正常范围内。但长期进食过量糖分会增加胰腺的负担，再加上其他不健康的饮食生活习惯，确实会增加糖尿病的患病风险。但是并不能简单粗暴地认为吃糖太多就一定会得糖尿病。

就糖尿病患者而言，在高血糖之外还会有一种症状，叫作低血糖，而低血糖和高血糖一样危险，甚至可以说比高血糖还危险，因为低血糖有可能在短时间内毙命，所以糖尿病患者并不是不吃东西，而是应该科学饮食，合理规划，并且应该随身携带少量食物，以防低血糖症状的发生。

误区2： 不甜的食物随便吃

其实，含淀粉的食物，例如米饭、馒头，虽然不甜，但会代谢成糖，吃这类食品要适量。很多含有甜味剂的食品，虽然味道很甜，但是几乎没有热量，可适量吃一些。饮食应该均衡，关键点是糖分与能量供给，甜味并不是关键。

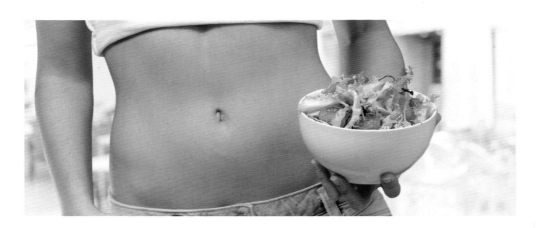

误区3： 无糖月饼、无糖粽子随便吃

市面上很多主打"无糖"概念的点心，如无糖月饼、蛋糕、汤圆、粽子等，里面虽然没有直接添加蔗糖、白砂糖等大分子糖，取而代之的却是大量的淀粉和麦芽糖、果葡糖浆、麦芽糊精等成分，从营养学角度来说这些成分其实跟普通蔗糖、白砂糖并无区别，然而对糖尿病病人来说，其对血糖的影响以及健康效应却更加不利。蔗糖等大分子糖进入人体，需要被分解成小分子糖才能被吸收，而葡萄糖等小分子糖却可以轻而易举地被小肠吸收进而快速进入血液，造成血糖突然上升，对于糖尿病病人的病情是非常不利的。相比之下，甜度高的蔗糖、白砂糖却相对显得缓和许多。

其次，月饼、汤圆等中式点心，往往脂肪含量特别高。中式点心的馅料和外皮都要加入大量的油，其中还包括动物油。所以，如果吃了月饼，当天的菜肴都要以凉拌或者炖煮为主，不要再吃其他的油腻食物。

总的来说，我们了解到无糖点心并非真的无糖，糖尿病患者也不能随意吃，但并不是绝对不能碰。糖尿病患者如果想吃无糖月饼的话，也是可以吃的，但是要注意少吃，并把这部分热量计算到每日的总热量中，适当消减正餐主食的量。

误区4： 空腹血糖正常就不是糖尿病

空腹血糖是指在隔夜空腹，即8～10小时未进任何食物的情况下，早餐前采的血，所测定的血糖值。这是糖尿病最常用的检测指标，反应胰岛 β 细胞功能，一般代表基础胰岛素的分泌功能。在糖尿病早期，胰岛 β 细胞的分泌功能仅轻度损害，能控制空腹状态下的血糖水平，所以空腹血糖正常。

但是，进餐后食物消化吸收转化为葡萄糖进入血液，血中葡萄糖含量明显升高，则需要更多的胰岛素维持正常血糖。而那些胰岛功能受损或胰岛素抵抗者，胰岛素的分泌量就不能满足需要，餐后血糖就会升高。餐后两小时血糖正常值的上限为7.8毫摩尔/升，即使空腹血糖正常，餐后血糖一旦超过这个上限，即可以诊断为糖尿病前期或糖尿病。如果餐后两小时血糖介于7.8～11.1毫摩尔/升，就可以诊断为糖耐量减低，属于糖尿病前期。超过11.1毫摩尔/升，就是糖尿病了。

空腹血糖异常和糖耐量减退都是未达到糖尿病诊断标准的高血糖状态，即糖尿病前期。要经过 3～5 年，才会发展到空腹、餐后血糖明显升高，而这时胰岛 β 细胞的功能已明显减退，则病情也会比较严重，甚至出现心、脑、肾、眼等器官损害。

为降低糖尿病及并发症的发生风险，高危人群包括老年、肥胖、超重、有糖尿病家族史、合并心脑血管疾病、妊娠糖尿病史、运动少等人群，应特别关注餐后血糖。

对于糖耐量减低人群，通过生活方式干预和药物干预能够有效降低糖尿病和并发症的发生风险。健康的饮食习惯，同时戒烟限酒、适量运动，都有利于控制糖尿病。对于难以坚持健康生活方式或仅靠生活方式干预难以将血糖降至正常水平的患者，必要时应予以药物干预。

误区5： 保持心态好最重要，血糖高低不用太紧张

鸵鸟式、掩耳盗铃式自欺欺人的心态无益于血糖管理，只会加重控糖难度和并发症的发生与发展。勇敢面对疾病并奋力反击，通过日积月累地接受糖尿病教育，借助医疗科技的进步，一定能把血糖管理好。

有很多长病程糖尿病患者在控制好自己疾病的同时，还能够服务于社会和糖尿病教育工作，是全体糖尿病患者学习的榜样。

误区6： 吃苦瓜可以降糖

苦瓜可以降糖的说法最早源于20世纪80年代的一些实验：苦瓜汁中的一些活性物质被提取后，注射到小白鼠身上，小白鼠的血糖发生了不同程度的降低。且不说动物实验得出的结果并不能直接应用到人身上，光这个活性物质提取的过程就是极其复杂的；从苦瓜汁中提取出活性物质、注射入体内，和直接把苦瓜吃下肚去，获得的效果是完全不一样的。实践证明，光吃苦瓜是不能降糖的。

类似谣言还有：秋葵可有效治疗糖尿病。秋葵含丰富的维生素、游离氨基酸叶酸及磷、铁等26种有益人体的矿物质和微量元素，但能否治疗糖尿病，还缺乏临床医学上的证据。秋葵具有一定降血糖功效，对糖尿病及糖尿病并发症有辅助功效，但远达不到治疗某种疾病的效果，不能作为药物的替代品。吃苦瓜、南瓜、秋葵等一系列瓜果蔬菜都不能作为降糖药物来使用。

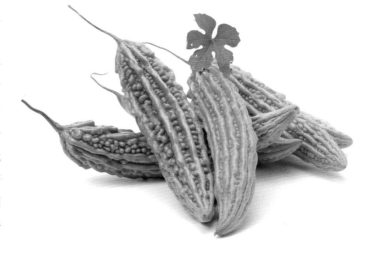

误区7： 保健品可以降糖

关于这点，首先要说三点，按照国家《食品安全法》明文规定，保健品不是药物，是不能宣传所谓"疗效"的，也就是说广告词直接说能降糖的保健品，要么是假的，要么是违法的；其次，药监局批准一些保健品可以有"辅助降糖"功能，加上"辅助"两个字的意思就是：别把保健品当药吃，真正的降糖药不能停；最后，保健品辅助降糖的功效也是属于待定的。真要有显著效果，它就不是保健品了。保健品可以作为辅助，可能有一定降糖作用，与真正的药物要分开，同时合理的生活方式也不能抛弃。

有人说，偏方可以治愈糖尿病。我们不敢说世界上绝对没有这种偏方，但在现代社会的经济、科研医疗体制下，存在不为人知的、能够攻克糖尿病的而又刚好被糖尿病患者遇上的概率极其低，比医学研究中小概率事件的标准还要低很多。

误区8： 胰岛素容易"依赖"，最好不用胰岛素

糖尿病治疗中经常要使用胰岛素，很多人担心对胰岛素的依赖是不是因为用胰岛素会上瘾。当然不会，因为胰岛素本身就是人体正常分泌的激素，身体内本身存在。糖尿病患者使用胰岛素就是因为自身的胰岛素"工作能力不够"，所以才需要借助"外力"帮忙。胰岛素不是一旦用上就停不掉，而是停了以后血糖可能得不到良好控制。所以说，该用还是得用。

另一个对胰岛素用药的担心是，认为药物都会伤肝伤肾，胰岛素有依赖性，一旦打了就根本停不下来。其实并不是所有药物都伤肝伤肾，更多的药物是在患者本身肝肾功能不佳时调整用法用量，并且疾病不治疗本身带来的风险比药物有可能损伤肝肾的风险大多了。

胰岛素应用的指征：①部分新诊断糖尿病（DM）的患者，有下列情况时应考虑起始胰岛素治疗。 a.空腹血糖超过13.9毫摩尔/升，HbA1c大于11%；b.糖尿病难以分型；c.有药物治疗禁忌证； d.患者本人希望使用胰岛素强化治疗。②在生活方式干预基础上应用2~3种口服药物治疗，3~6个月血糖不能达标的患者，可能是胰岛功能衰竭，此时开始胰岛素治疗是唯一可行的方法。③特殊情况：围手术期和重症患者。

误区9： 打胰岛素就能和健康人一样，随便吃饭

毫无疑问，胰岛素是最快最猛的降糖药物，现在又有了可以随时查看血糖曲线的动态监测，控糖武器如虎添翼。可是，真能毫无顾忌地吃喝吗？

糖尿病是内分泌系统和免疫系统相关疾病，与体重、血脂、血压等因素相关。毫无节

制地摄入饮食会给平稳控糖带来极大难度。因此，控制饮食是糖尿病患者始终要坚持的。

学习了血糖监测要规律，不能跟着感觉走，控制饮食要坚持，当然也不能打着胰岛素照样多吃。

误区10： 糖尿病能彻底治愈

这是很多虚假广告词里最常见的用语。但实际上，依照现阶段的医疗水平，糖尿病是无法完全被治愈的。现在对糖尿病的治疗是集中在降低血糖，减少并发症上。所以无论什么神医神药都不能完全治愈糖尿病，墙上的广告不能，街边的诊所不能，老专家不能，偏方不能，保健品更不能。当然，糖尿病现在无法完全治愈，不代表有病了也可以不去治疗。

其反面是：糖尿病一旦得了就没治了。其实糖尿病患者无须太过悲观，有效的药物治疗和生活饮食调理，血糖是可以控制的，可有效地减少并发症发生。及早发现，加适当处理，可以完全不影响工作、生活、学习、结婚生子，糖尿病患者同样能过上健康长寿的生活。

只要能做到科学、规范地控制，在无并发症的情况下再生活几十年是没有问题的。反之如果不加控制，自暴自弃，数年后就各种并发症来袭，从此生活坠入深渊，也是可能的。

误区11： 血糖控制好就没事

很多得了糖尿病的患者，以为只要血糖正常就没事了，忽略了慢性并发症的筛查与防治，这是非常危险的。研究显示，40%~50%的失明，是由糖尿病视网膜病变的；30%的慢性肾衰竭，是糖尿病肾病；50%的心脑血管疾病和60%的截肢是由糖尿病引起的。

在糖尿病患者中，仅10%只有血糖升高的单独症状，90%都会合并其他疾病。所以，糖尿病患者在控制血糖的同时，也要进行糖尿病慢性并发症的筛查。对于并发症，同样需要早期发现，早期治疗。